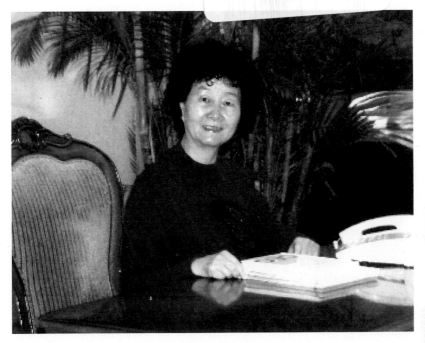

主编 吴大真

　　吴大真主编，主任医师，教授。历任中国医药科技出版社、中国中医药出版社、中国医药报社、中国药学会、同济医院、北京中医药进修学院、北京国际医药促进会、中国保健协会、科普教育分会等单位的领导。

　　通讯地址：北京朝外工体西路吉庆里 2-108

　　邮　　编：100020

# 主编絮语

  前段时间,我看了中央新影拍摄的一部关于"农村合作医疗"的记录片。20 世纪 60 年代"赤脚医生"红遍大江南北,随着时间的推移、时代的变迁,这一切似乎也成了尘封的往事。我们这一代人赶上了那个时代的一切,个中滋味体会颇深。抛开其他因素,就事论事而言,"农村合作医疗"真是一个伟大的创举。"缺医少药"不仅是当时农村的状态,也同样是很多中小城镇的困境。中国人从来不缺少智慧,也从来不缺少办法,"赤脚医生"的诞生同样是个伟大的事物,我们就是用这些"土办法"一步步走来,一步步走到了新时代……走进了一个拥有 13 亿人口、百业振兴、社会急剧变化的时代。"医疗资源不平衡"是我们现在常常提到的一句话,其实说到底还是医疗资源的不足,毕竟我国还仅仅是一个发展中的大国。任何一个单一的办法都难于改变这种状况,从大处说需要政府的大力投入,全社会的支持;从小处说就需要我们这些医药工作者的努力,动脑筋,想办法,投入我们的智慧与汗水,奉献给这个伟大的国家,不愧于这个可爱的年代。

  这套丛书的编著者都是医疗战线上的精英,他们把自己几十年的体悟浓缩成这些文字,希望给同道一个阶梯,一个攀登人类生命科学的阶梯;给同道一盏明灯,一盏探究人类生命深度的明灯。

  过去的一年,中医中药有着太多的是与非,我们没有时间去争辩什么,希望用这套丛书给使用者提供点帮助。这套书在编排上打破"以病分科"的传统,按现代医学各科来分类,但整套书的核心还是中医"整体观"的体现。最后我借用秦伯未老为《医学见能》序语中一段:……是书之出,愿医者朝夕展玩。凡为人子父母者,去彼从此,而各手一编,广医学之识见,助天地之生成,获益诚匪浅,而其功又讵在作者下欤。

吴大真

2008 年于北京

# 名中医妇科绝技良方

○主　编：吴大真　李素云　杨建宇
　　　　　王凤岐　魏素丽　王　雷
　　　　　李书义　陈幼生
○副主编：周　俭　曹烨民　李亚明
　　　　　赵小英　闫民川　史　学
　　　　　赵建宏　马石征　丁志远
　　　　　周新喜　戴武兵　曾瑞如
○编　委：龚　德　李彦知　魏素红
　　　　　沈　威　杨志文

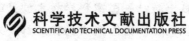

科学技术文献出版社
SCIENTIFIC AND TECHNICAL DOCUMENTATION PRESS
·北京·

（京）新登字 130 号

## 内容简介

本书凝聚了全国名中医治疗妇科疾病的众多绝技妙法与良方，如丹栀逍遥散加减治疗月经不调伴面部痤疮、崩漏汤治疗更年期功能性子宫出血、祛痰化瘀软坚汤治疗肥胖闭经、按摩与针刺结合治疗经前期紧张综合征、宫糜散外用治疗宫颈糜烂、四联疗法治疗慢性盆腔炎、中药人工周期治疗不孕症、安胎膏治疗习惯性流产、活血化瘀消瘤汤内外兼治子宫肌瘤、消癥汤配合中药保留灌肠治疗卵巢囊肿、中医辨证治疗乳腺增生病、自拟消斑汤加减治疗黄褐斑等。这些绝技妙法与方药，经临床屡用屡效，深受国内外患者称赞。本书编著者都是医疗战线上的精英，具有丰富的临床经验，他们希望把自己几十年的体悟浓缩成这些文字，给同道一个阶梯，给患者一盏明灯。

本书将为医务人员、患者及其家属提供极有价值的参考。

科学技术文献出版社是国家科学技术部系统惟一一家中央级综合性科技出版机构，我们所有的努力都是为了使您增长知识和才干。

# 目 录

## 四、子宫内膜异位症······131

## 五、不孕症······142

# 一、月经病

## 二至保阴煎……治疗月经不调

刘仕顶医师（四川省平昌县人民医院，邮编：636400）应用二至保阴煎辨证加减治疗月经先期、经期延长、月经过多和经间期出血等月经不调，取得了良好疗效。

## 【绝技妙法】

妇女月经不调所涉病证虽然较多，但不外经多、经少两条主线，前者包括月经先期、经期延长、月经过多，由此可向崩漏发展；后者包括月经后期、月经过少（多兼有经期短暂），由此可向闭经发展。其他如月经先后无定期、经间期出血等，都可隶属于这两条主线辨治。而临床上发病较多，最易引起患者自身重视的是第一条主线上的病证，这类病证虽然各有其不同的病因、病机和证候，但血热则是其共有病机，由血热又可变生诸证，或血热而兼见诸证，或他证而导致血热。因此，笔者治疗月经先期、经期延长、月经过多、经间出血等月经不调，都从血热这一共同病机入手，选用二至保阴煎为基本方进行辨证加减，起到了执简驭繁、提高疗效的作用。

治疗结果：本组 192 例中显效 158 例，有效 32 例，无效 2 例，总有效率为 98.96%。

## 【常用方药】

二至保阴煎基本组成：熟地黄、生地黄、白芍、黄芩、黄柏、山药、续断、甘草、女贞子、墨旱莲。

加减：实热先期者去熟地黄，加丹皮、青蒿；经期量多者加地榆、炒槐花、炒蒲黄；虚热者去黄芩，加玄参、麦冬、地骨皮、青蒿、炒蒲黄、阿胶；肝郁化热者去熟地黄，加丹皮、栀子、柴胡；兼气虚者去熟地黄，加党参、黄芪、龙骨、牡蛎、乌贼骨、茜草炭；以血虚为主者去黄芩、黄柏、生地黄，合举元煎并加阿胶、焦艾叶、乌贼骨、陈棕炭；气阴两虚者去黄芩，加党参、麦冬、五味子、沙参、乌梅炭；兼肾虚者去黄芩，加山茱萸、杜仲；夹瘀者加炒蒲黄、茜草炭、小蓟、益母草、川军炭或桃仁泥少许；月经量多久不止者加马齿苋、益母草、炒蒲黄、炒阿胶、陈棕炭。每日1剂，水煎分3～4次服。经净或血止后加山茱萸、五味子、龟甲再服2～3剂以补肾阴调冲任而巩固疗效。对月经先期为主者，在经净巩固治疗后嘱其在本次月经10～15天后继续服药，服至下次月经来潮，若量不多则停服，连续治疗到月经周期正常为止；对经期延长、经间期出血者，还要结合各自的特殊变化随证加减，如外感邪热化火或毒者去熟地黄、续断，加金银花、蒲公英、败酱草、桃仁、丹皮，温热内蕴扰动血室者去熟地黄，加苍术、薏苡仁、小蓟、丹皮。

二至保阴煎方中熟地黄、白芍补肾调肝，养血敛阴；生地黄清热凉血，养阴生津；黄芩、黄柏清热泻火，直折热邪，坚阴凉血；山药、续断固肾止血；二至丸滋肾阴调冲任而止血；甘草调和诸药。该方用治月经不调诸证，以血热为主要病机者，中正和平，祛邪不伤正，扶正不恋邪，再通过随证加减，既能止血调经治其标，又能补肝肾调冲任而治其本，对以血热为主要病机的崩漏也有良好疗效。

## 【验案赏析】

杜某，28岁，已婚，2005年4月14日初诊。诉月经先期量多4个月余。4个多月来，月经每隔17～20天一至，经期为4～5天，经血颜色紫红，质稠黏，时夹血块，量一次比一次增多，此次1天内需换卫生巾2～3个，伴心烦易怒，口干不欲饮，平素白带多，间有色黄。诊见诸症如前，经期已经3天，但量多未减，形体较壮，精神尚可，舌红苔薄黄，脉弦细数。诊为月经先期伴经量过多。证属肝郁化热，蕴伏血分，热迫血行，损及肾阴。治以清热凉血，兼益肾阴。方用二至保阴煎加减：女贞子、墨旱莲、仙鹤草各30g，生地黄、焦地榆、炒蒲黄（包）、山药20g，白芍、丹皮、焦栀子、焦槐花、焦茜草各15g，黄芩、黄柏、柴胡、续断各10g，甘草各5g。3剂，每日1剂，水煎服。2005年4月18日二诊：经血已净，无明显不适。用二至保阴煎原方加龟甲、山茱萸各15g，丹皮、五味子各10g，继服3剂补肾阴调冲任以巩固疗效。停药5天后续服此方，每2天1剂，连续服至下次月经来潮为止。2005年5月8日三诊：月经周期调至25天，本次月经已2天，量比前次显著减少，但比以住正常时略多，色泽红，质黏稠，舌红苔薄，脉细数。用二至保阴煎去熟地黄，加丹皮、焦地榆、乌贼骨、焦茜草、炒蒲黄，2剂。并嘱经净后若无其他不适，仍用二诊方服3剂巩固，停7天后再每2天1剂，服至下次月经来潮。随访3个月，月经周期、经量均正常，至今未再复发。

## 四物汤加减……治疗月经不调

古风交医师（河南巩义市人民医院，邮编：451200）运用四物汤加减治疗月经不调，疗效显著。

## 【常用方药】

四物汤基本组成：熟地黄 15g，白芍 12g，当归 10g，川芎 6g。

加减：月经先期：若伴有色淡，腹部隐痛，便溏者，加黄芪、桂枝、白术、山药、太子参、山茱萸等；若伴色鲜红，腹胀，手足发热者，去熟地黄，加生地黄、香附、赤芍、栀子、牡丹皮、桃红、川牛膝、益母草等；若伴色暗有块，腹胀，舌有瘀点、瘀斑者，去熟地黄、白芍，加三棱、莪术、穿山甲、山楂、赤芍、香附、麦芽、川牛膝、益母草等；月经后期：若伴色暗有块，腹胀，舌有瘀点、瘀斑者，加桃仁、红花、三棱、莪术、穿山甲、麦芽、桂枝等；若伴色淡，腰困乏力者，加黄精、山药、木瓜、杜仲、黄芪、党参、白术、川续断、山茱萸等；月经先后不定期，按上两型辨证论治。

服法：每日 1 剂，水煎服，30 天为 1 疗程，共 3 个疗程。

疗效观察：42 例患者，服药后月经正常，3 个月经周期以上为治愈，38 例；服药后症状缓解，月经正常时间少于 3 个月经周期为好转，3 例；服药后症状无明显变化者为无效，1 例。

## 【验案赏析】

李某，女，26 岁，2003 年 8 月就诊。自述月经错后 7 ~ 30 天，症状持续半年之久，且伴有腹胀腹痛，血色暗有块，舌暗有瘀点、瘀斑，脉涩。方用：桃仁 10g，红花 10g，赤芍 12g，当归 10g，川芎 6g，三棱 3g，莪术 3g，川牛膝 15g，益母草 30g。5 剂，每日 1 剂，水煎服，嘱患者月经来时继续服用，连服 3 个月经周期，诸症减，继服之，诸症消失而愈，随访 90 天未复发。

## 中药人工周期疗法……治疗月经不调

李成秀医师（四川自贡市中医院，邮编：643000）用中药人工周期疗法治疗月经不调获得满意疗效。

### 【绝技妙法】

中药人工周期疗法以"补肾养血—活血化瘀—补肾—活血调经"为周期性选方用药。补肾可提高女性的性功能，促进卵泡发育，在有一定雌激素水平基础上再活血化瘀，才能促进成熟卵泡排卵。因此，活血化瘀法只能在补肾基础上才能发挥作用。通过中药人工周期疗法调节月经的期、量、色、质，恢复正常后一般维持的时间较长，远期疗效优于西药人工周期法。不少患者在用西药人工周期法调经期间月经比较正常，但停药后又会反复，远期疗效不如中药。

### 【常用方药】

（1）经后期（卵泡期）：治以补肾养血调经。

处方：丹皮15g，泽泻10g，茯苓20g，山茱萸10g，山药30g，熟地黄10g，枸杞10g，当归20g，鸡血藤30g，香附10g，女贞子15g，墨旱莲15g，菟丝子10g。

3剂，水煎服，隔日1剂。

（2）经间期（排卵期）：治以活血补肾促排卵。

处方：丹参15g，当归20g，生地黄20g，川芎15g，赤芍15g，香附10g，桃仁10g，山茱萸10g，鸡血藤30g，枸杞15g。

5剂，隔日1剂。

（3）经前期（黄体期）：治以活血补肾通经。

处方：桃仁 10g，红花 20g，当归 20g，生地黄 30g，川芎 15g，赤芍 15g，山茱萸 10g，三棱 10g，莪术 10g，牛膝 10g，土鳖 10g，木通 10g。

5～6剂，水煎服，隔日1剂。

（4）经期：气虚型治以益气摄血，化瘀补肾调经。

处方：党参 20g，茯苓 20g，白术 10g，炙甘草 10g，黄芪 30g，女贞子 15g，墨旱莲 15g，白芍 30g，益母草 30g，阿胶（烊化）15g，三七（冲）5g，山茱萸 10g，地榆 30g。

2～4剂，水煎服，隔日1剂。

阴虚型治以滋阴清热，化瘀补肾调经。药用生地黄 30g，地骨皮 15g，玄参 15g，麦冬 20g，白芍 30g，阿胶（烊化）15g，三七（冲）5g，山茱萸 10g，女贞子 15g，墨旱莲 15g，益母草 30g，紫草 30g。2～4剂，水煎服，隔日1剂。偏肾阳虚者加巴戟天、肉苁蓉、仙茅、淫羊藿等；偏肾阴虚者加女贞子、墨旱莲、制首乌、枸杞、菟丝子等。

中药人工周期法，1个月为1个周期，3个月经周期为1疗程。治疗期间停用其他中成药及西药。

疗效标准：痊愈：月经期、量、色、质完全恢复正常，随访3个月未复发。有效：月经期、量、色、质基本恢复正常，随访3个月有复发。无效：月经期、量、色、质没有完全恢复正常。

治疗结果：治愈 81 例，占 84.4%；有效 12 例，占 12.5%；无效 3 例，占 3.1%；总有效率 96.9%。

## 中药治疗放置宫内节育器月经不调

许燕萍等医师（河南省郑州市金水区计划生育服务站，邮编：450000）应用中药治疗放置宫内节育器月经不调，疗效满意。

## 【绝技妙法】

放置宫内节育器 (IUD) 是目前中国育龄妇女广泛采用的一种避孕措施。但放置后的一些不良反应却一直未得到很好的解决，部分妇女置器后会出现月经失调，表现为月经经期改变、淋漓不断、量多和经期延长等。西医对本病的治疗并无明显优势。

放置宫内节育器致月经失调的病因病机有其特别之处，不能等同于传统的月经失调，一般认为主要与湿热瘀积、失血所致肝肾功能受损有关。因此，以清肝化瘀和调补肝肾为主进行治疗，并随症加减，以达到抗炎和调整内分泌的目的。应用清肝化瘀、安冲调经、调补肝肾、止血调经之法，对放置节育器后月经不调的治疗效果较好。

## 【常用方药】

（1）肝经湿热、冲任瘀积型：症见放置 IUD 后月经周期不变，经量正常或稍多，行经时间与放置前相同，但行经前后有少许阴道出血或血性分泌物，持续 7 天以上；有时白带增多，有臭味。以清肝化瘀、安冲调经法论治。

基本方：炒栀子 6g，白芍 10g，龙胆草 12g，车前子（包）12g，五灵脂（包）10g，炒蒲黄（包）10g，茜草 12g，生地黄 10g，当归尾 12g，制香附 10g，益母草 15g，仙鹤草 15g，丹参 6g。

服法：自月经第 3 天起，每日 1 剂，服至下次月经来潮，连用 3 个周期。

（2）肝肾两虚型：症见放置 IUD 后月经周期缩短，经期延长，经量多；或周期紊乱，出血时多时少。治以调补肝肾、止血调经。

基本方：生地黄 25g，熟地黄 25g，当归 10g，茯苓 15g，山药 30g，炒杜仲 15g，续断 15g，枸杞子 15g，女贞子 12g，菟丝子 15g，墨旱莲 20g，乌梅炭 10g。

服药方法同肝经湿热型。

## 丹栀逍遥散加减……治疗月经不调伴面部痤疮

孙维峰等医师（广州军区广州总医院，邮编：510010）应用丹栀逍遥散加减治疗月经不调伴面部痤疮，收效甚佳。

## 【绝技妙法】

现代医学认为，痤疮的发生与体内内分泌调节紊乱明显相关。雄性激素分泌增多是其主要原因，因其能使皮脂腺肥大，大量分泌皮脂腺淤积于毛囊形成粉刺，在厌氧环境下，毛囊内的粉刺棒状杆菌可迅速增生繁殖，所产生的代谢产物又刺激毛囊，引起毛囊周围炎症反应而导致痤疮。青春期女性常伴有月经失调，究其原因大多为卵巢排卵功能障碍，肾上腺功能亢进，雄性激素分泌过多所致。

中医学认为本病的病因病机为素体阳热偏盛，痰湿较重，加上肝失疏泄，郁而化热，损伤冲任，以致月经不调，日久气血郁滞，瘀血与痰湿交阻，蕴结于面部肌肤而发粉刺。因女子以血为本，肝体阴而用阳，经前阴血下注血海，全身阴血相对不足，以致肝失血养，肝气易郁为患，郁久化热，肝火上炎面部，故每次月经来潮前痤疮症状往往加重。根据女性青春期的特点，我们以丹栀逍遥汤加减调经并治疗面部痤疮。

## 【常用方药】

丹栀逍遥汤组成：丹皮、栀子、柴胡、白术、白芍、茯苓、黄芩、紫草各15g，当归、桑叶各10g，甘草5g。

若经前少腹胀痛加桃仁、红花、路路通；经前乳房胀痛加香附、八月扎；月经量少有血块加益母草、鸡血藤；大便干结加大黄、生地黄；发热、有脓头者加蒲公英、白花蛇舌草；瘙痒甚加白鲜皮、地肤子。

服法：每日1剂，水煎，早、晚各服1次，1个月为1疗程。

丹栀逍遥汤中柴胡疏肝解郁；当归、白芍养血调经；白术、茯苓、甘草健脾祛湿和中；丹皮、栀子、黄芩、桑叶清泄肝肺之热；紫草凉血解毒，全方共奏疏肝解郁、清热解毒、养血调经之功效。再按月经前后期的不同情况加减变化，以内养外，调节冲任，消除痤疮，取得满意效果。

## 调补肝肾方……治疗少女崩漏

郑华英医师（恩施市中心医院，邮编：445000）应用调补肝肾方加减治疗少女崩漏，取得满意疗效，现将其经验分析总结如下。

## 【常用方药】

调补肝肾方组成：熟地黄30g，地黄炭9g，白芍15g，枸杞30g，枣仁15g。

加减：脉数、舌红、苔黄属热盛加黄连3g，地榆炭9g或黄芩炭6g，炒贯仲15g，以清热止血；五心烦热者属阴虚加女贞子15g，墨旱莲15g，以养阴清热止血；腰痛甚者属肾虚加续断9g，枣皮9g，以补肾止痛止血；暴崩如注者属冲任不固加赤石脂30～60g，牡蛎30g，以固涩冲任；腹痛甚者属淤血加茜草9g，炒蒲黄9g，以活血止血；心慌气短者属气虚加党参15g，黄芪18g，以益气摄血。

服法：水煎服，每日 1 剂。1 个月经周期为 1 个疗程，每次以出血第 4 天开始服药至出血止后，将基本方中地黄炭去掉连服 6 ～ 9 剂而停药观察，等再次出血第 4 天开始第 2 疗程。一般服 1 ～ 3 个疗程即可。

所有病例以治疗后出血停止、月经周期正常 1 年以上不复发者为治愈；出血停止、月经周期正常 3 个月后又复发者为好转；经治疗病情无明显变化转作其他治疗者为无效。按其疗效标准统计 50 例中治愈 38 例占 76%；好转 10 例占 20%；无效 2 例占 4%，总有效率 96%。

调补肝肾方出自《妇科治验》，方中熟地黄、地黄炭滋阴补血养肾水、固冲任；白芍、枸杞滋阴养血柔肝木、养血海；枣仁补肝宁心安神。方中重用熟地黄、枸杞实为一大补肝肾之阴、养血且固冲任之良方。而少女之崩漏多为肝肾阴虚、冲任不固所致。少女肾气旺盛则天癸至任脉通太冲脉盛月事按时来潮，肝五行属木，赖肾水滋生，肝主藏血，冲为血海，冲任同起胞中共主月经。若肾虚肝木失养、肝肾亏虚冲任失固必致崩漏之疾。治宜大补肝肾之阴养血且固冲任，使阴平阳秘，冲任得固，则崩漏自止。

## 【验案赏析】

案 1：张某，13 岁，中学学生。初诊：1997 年 3 月 22 日。患者 11 岁初潮，经水或二月或三月一至，每次经期 10 余天，此次经血 50 余天未尽，量少、色暗淡如屋漏水，时感头昏、腰及小腹坠痛。舌淡红，苔少而干，脉沉细。诊断为崩漏，系肝肾阴虚，虚中夹瘀，投调补肝肾方：熟地黄 30g，生地黄 9g，枸杞 30g，白芍 15g，枣仁 9g，茜草 9g，炒蒲黄 9g。水煎服，每日 1 剂。3 日经血净。再诊，仍感头昏、腰酸，舌苔同前。守上方去茜草、炒蒲黄、地黄炭，加党参、续断，连服 6 剂。三诊时，诸症消失，舌红，苔薄，脉较前有力。嘱停药观察。4 月 28 日月经来潮，色鲜红，量中等，无腰腹疼痛。再投初诊方，去炒蒲黄，水煎服，每日 1 剂，连服 3 剂，经行 6 天止。续初诊方去地黄炭、茜草、炒蒲黄，服 6 剂以巩固疗效。随访 3 个月，月经按期而至，经期 5～6 日，色量正常，已无所苦。

案 2：朱某，21 岁，未婚。初诊：1995 年 9 月 8 日。平素月经周期正常，此次自 4 月 28 日月经按时来潮，当日因吃雪糕一支而致腹痛，经行不畅，量少，色暗，有小块，淋漓 20 余天不净。多方求治不效，展转 4 个月有余，后经人介绍来诊：面色苍白、唇、甲色淡，头昏心慌，气短乏力，腰酸痛，小腹隐痛，阴道出血，量少，色红，精神体力差，消瘦明显，五心烦热，纳差，二便可。血压 86/60mmHg，舌淡而少津，苔薄黄，脉沉细而数（100 次 / 分）。查血常规，全血下降，白细胞 $3.0 \times 10^9$/L，中性粒细胞 75%，红细胞 $2.5 \times 10^{12}$/L，血红蛋白 60g/L，血小板计数 $80 \times 10^9$/L。在患者再三恳求下，收住门诊观察室对其进行诊疗。中医诊断为崩漏，属肝肾阴虚兼有瘀血，病程日久，正气已伤，加之前医用激素治疗，如火上浇油。今仍拟大补肝肾之法，少佐清热固涩之品，投调补肝肾方加味：熟地黄 30g，地黄炭 15g，枸杞 30g，白芍 15g，枣仁 9g，赤石脂 30g，牡蛎 30g，墨旱莲 15g，女贞子 15g。水煎服，每日 1 剂，并配合西药抗感染（青霉素 800 万、甲硝唑 200）及支持治疗（能量合剂）。3 日后，精神体力好转，出血减少。效不更方。5 日阴道出血止，余症同前。血压 96/60mmHg。再治 2 日，停西药，中药守上方去赤石脂、牡蛎、旱莲草等清热固涩之品，加党参、黄芪、花旗参、当归等益气养血之药。此时出血已止，当以补虚为要。具体施药如下：熟地黄 30g，生地黄 12g，枸杞 30g，白芍 15g，枣仁 9g，续断 12g，枣皮 9g，女贞子 15g，党参 9g，黄芪 12g，当归 12g。水煎服，2 日 1 剂，另加花旗参每日 1 剂，半斤重乌鸡一只，炖服。依余嘱服药调理月余，诸症消失，血压 120/70 mmHg，血常规：白细胞 $5.0 \times 10^9/L$，红细胞 $415 \times 10^{12}/L$，血红蛋白 102g/L，血小板计数 $110 \times 10^9/L$。1995 年 10 月 12 日月经来潮而停药观察，经行 4 日净，且无所苦。经后续服基本方去地黄炭，3 剂后而停止治疗。随访 2 年未再发。

【按语】调补肝肾方加减治疗少女崩漏近百例取得满意疗效，宜临床推广使用。

## 二草五炭汤……治疗崩漏

邢金侠医师（陕西省西安市长安区医院，邮编：710100）采用自拟二草五炭汤治疗崩漏，患者服用 3 个疗程后，均获得痊愈。

## 【绝技妙法】

崩漏是妇科疾病引起的阴道出血的总称，如功能性子宫出血、流产、产后出血、女性生殖系统炎症、肿瘤等疾病出现的阴道出血均属于崩漏的范畴。它是妇科临床上的一种常见病、多发病，亦是妇科中一大疑难急病，严重影响妇女的身体健康。

在治疗崩漏方面，笔者以止血化瘀为主要治疗大法，特别是对急性出血者止血尤为重要，"留得一分血，便保得一分命"（《血证论》），如不急用止血之法，后果是不言而喻。

## 【常用方药】

二草五炭汤功效：活血化瘀、补血止血。

二草五炭汤组成：仙鹤草 45g，白及炭、荆芥炭各 20g，益母草、紫花地丁、地榆炭各 30g，棕榈炭、蒲黄炭各 10g，当归 15g。

加减：脾肾阳虚加肉桂 3g，艾叶炭 9g；肝肾阴虚加女贞子、墨旱莲各 20g，生地黄、地骨皮各 15g；肝气郁结加香附 12g，醋炒柴胡 15g；气虚加太子参、黄芪各 30g，茯苓、白术各 15g；血虚加阿胶（烊化）、血余炭各 30g；经血挟血块伴腹痛者加桃仁、红花各 12g。以上为成人常用量可随年龄随症增减。每日 1 剂。如果出血趋急量大则 6 小时服 1 次；淋漓不断者分早晚服。

自拟二草五炭汤中仙鹤草凉血止血，能使血小板增加使凝血时间缩短，但没有活血作用；配益母草祛瘀生新，血虚能养，血瘀能破，补而不腻，行而不聚，可增强子宫收缩；地榆炭清热止血而不留瘀，对小血管出血有很好的止血作用，并能促进新生；白及炭止血不留瘀，有逐瘀生新、祛腐生肌的作用；紫花地丁凉血、活血、清热、消肿，用于本方能促进子宫收缩减少出血；荆芥炭、棕榈炭、蒲黄炭三者均属守而不走，塞流止血；蒲黄炭兼能帮助子宫收缩。诸药相配止血化瘀，祛腐生肌，瘀祛宫宁，血自归经。临床用之每收显效，此方之妙，妙在止血之中，佐以活血化瘀之品的益母草、当归活血补血有"开源节流之妙"。此方用量大药力专，对于此种重症、急症大剂量用药，能增加药物的有效浓度和作用强度，能明显提高疗效。

## 【验案赏析】

李某，37 岁，已婚。2003 年 7 月 19 日初诊。患者从 2002 年 11 月份开始出现月经期延长，每次行经 10 天左右。此次自 2003 年 6 月 25 日行经，血量多，持续 10 余天，到本院妇产科检查，诊为"功血"。口服和注射止血西药，血量较前有所减少，但仍淋漓不断。刻诊：20 多天来阴道出血淋漓不止，有血块，色暗红，下腹坠痛，头晕目眩，心悸气短，烦躁不安，腰膝酸软，舌红、少苔，脉细数无力。辨为阴血耗伤，肾阴不足，虚火内扰，以致冲任失调。治宜滋肾养阴,调理冲任。方用二草五炭汤加女贞子、熟地黄各30g。3剂,日1剂煎服。服1剂后血量较服药前略多,服2剂后血基本止,3剂后,阴道出血停止。为善其后乃予二至丸调理10天痊愈,随访至今月经经期、经量均属正常。

【按语】自拟二草五炭汤治疗崩漏,大部分患者经辨证加减均以3剂药收效,但每次都是第1剂药服后出血量较服药前稍增,随即血止,血止后很少出现反复发病的现象。

## 江素茵教授治疗崩漏经验

江素茵教授(福建中医学院,邮编:350003)认为崩漏病因多为热、虚、瘀三方面,其中以热证和虚证为多见。现将其弟子邓月娥所总结整理的辨证经验和特色介绍如下。

## 【绝技妙法】

江素茵教授认为:对于崩漏的辨证论治,首先要根据经量、色、质以及兼症辨别寒、热、虚、实,确定属热、属虚还是属瘀;属热证还应分清实热或虚火。同时,辨证还应与辨病相结合。如果长期不规则的阴道出血应排除是否子宫肌瘤或宫颈癌等其他器质性病变所致,若是,则应采取相应的对症处理,如较大的子宫肌瘤则建议患者手术治疗。对于功能性子宫出血,江教授积累了丰富的治疗经验,疗效显著。她认为,历代文献中记载的治疗崩漏三个步骤:塞流、澄源、复旧。对于崩证来势较猛,前人有"先止血以塞其流"之说,这是应急措施。但若采取单纯的固涩止血的方法,对于一般的崩证,诚可取效一时,但对于功血患者,不辨别病因,往往得不到预期的效果。面对一个出血的病人,江教授首先辨别证型,选择消除病因与止血结合的方法进行治疗。在选用止血药时很少用炭剂,认为炭剂太过收涩会留瘀，而多用本草类止血药。血止之后，江教授必对病人实行月经周期调理。经净后多补气血，经间期多疏肝理气，经间期后宜益肾温通多用温补，经来多用疏导之品，使经行畅通。

辨证分型证治：

（1）血热则清热凉血止血："血得热则行"，崩漏以血热为多见。症见出血量多，色鲜红，经来先期，质地浓稠，伴口干，烦躁易怒。治以清热凉血，常用清热凉血止血方。

处方：炒栀子10g，黄芩10g，生地黄15g，牡丹皮6g，白芍10g，地榆15g，仙鹤草15g，墨旱莲15g，茜草10g。

加减：出血严重，加阿胶10g；兼见阴虚火旺之征加龟甲10g；崩漏日久常致气阴两虚，加太子参或党参20g，黄芪20g。

（2）阴虚则养阴清热凉血：对于经漏长期不止，甚至2～3个月不止的患者伴血色鲜红或偏紫，口干唇燥或伴低热，舌红少苔或苔薄黄等阴虚火旺之症，常用养阴清热凉血止血方。

处方：女贞子15g，墨旱莲15g，生地黄15g，牡丹皮6g，白芍10g，檵豆15g或绿豆30g，地榆15g，仙鹤草15g，茜草10g，藕节15g，阿胶10g。

加减：口干加沙参15g，麦冬10g。

（3）阳气虚则温阳健脾止血：对于素体阳气虚的崩漏患者或崩久而致的阳气虚者，症见经来似崩，色淡质稀，伴面色苍白少华，肢冷畏寒，则宜益气健脾温中止血治之。常用固本止崩汤加减。

处方：党参20g，炙黄芪20g，白术10g，山药15g，白芍10g，仙鹤草15g，墨旱莲15g，茜草10g，阿胶10g。

加减：口干加沙参15g，麦冬10g；对于室女经漏或腰酸腿软、头晕、乏力等肾虚之象则加熟地黄15g，枸杞子10g，菟丝子15g。

（4）血瘀则化瘀，瘀去新生：血瘀型的病证较少，症见血色暗紫质稠，带血块，伴腹痛，舌暗红或紫，边有瘀斑。治宜活血化瘀，养血调经。以四物汤加减。

处方：当归10g，熟地黄15g，赤白芍各10g，丹参15g，炒艾叶6g，阿胶10g，制香附10g等。

加减：出血不止、量大，加三七粉2～5g以药汁冲服，止血效果极佳。

江教授在选用止血药时很少用炭剂，认为炭剂太过收涩会留瘀，而多用本草类止血药，如活血凉血止血的茜草、白茅根、地榆，收敛止血的仙鹤草、紫珠草、藕节等。阿胶既补血又可止血，且为血肉有情之品，补而不会留瘀，各型出血之有血虚之象均为常用之药，但如血色紫黑，质稠厚成块而有秽气的则不宜用阿胶。对于当今药品市场上过于夸大的益母草的作用，江教授认为该药以活血化瘀作用为主，不可滥用于崩漏，否则将加重出血。而对于血热、血瘀型患者出血不止者，用三七粉2～5g以汤药冲服则获佳效。

漏久阴亏，江教授喜用女贞子、沙参、麦冬。它们能补肾滋阴降火，配合麦冬养胃生津，强阴益精，可以大大补充漏下所致之阴精亏损。阴虚崩漏，出现五心烦热、口干烦热、腰酸等症用龟甲胶尤佳，若无龟胶，以龟甲与阿胶同用，效果亦显。

漏久病人多伴有瘀，但又多虚。血瘀型崩漏多用活血化瘀法治之，对于一些非血瘀的崩漏，也多佐以少量的活血化瘀药以防血止之后，残瘀滞留，造成反复出血，常用当归、赤芍、丹参以活血化瘀。但对于气虚血弱型崩漏则不用活血之品，尤其是川芎则更要少用、慎用，以其辛温走窜，性走而不守，对于出血尤不宜用。

## 【验案赏析】

林某某，43岁，公务员，2006年7月15日初诊。近半年来，月经量多，伴腹痛，经期10～20天。曾多方求治，服用中西药治疗不愈。2006年5月13日于省妇幼保健院行诊断性刮宫术，示子宫内膜增生。6月份无月经。本月7月6日来潮，又见量多，带小血块，月经至今已9天仍未净。刻下：月经量稍减，色红，无块，腹痛绵绵，面色萎黄，精神萎靡，头昏懒言，四肢无力，纳少寐差，口干，舌淡红，苔白，脉细。证属脾虚气弱，统摄无权，冲任失固，拟益气摄血法治之。处方：党参20g，炙黄芪20g，白术10g，山药15g，白芍10g，沙参10g，仙鹤草15g，墨旱莲15g，茜草10g，阿胶10g，甘草3g，5剂。7月20日患者欢喜而来复诊，言上药后4剂月经已净，要求调理。见精神大为好转，仍头昏，四肢无力，纳少寐差。以为虽血海已守，但气血仍虚，又值排卵期后，故以前方减去仙鹤草、墨旱莲、茜草等止血之药，加女贞子15g，山茱萸10g，何首乌10g，巴戟天10g以温阳补阴血，7剂。8月3日月经来潮，仍量多，但经期8天净。经后再行调理周期，9月1日月经如期而至，经量经期基本正常。

【按语】患者为脾气虚，统摄无力，血不归经，经血妄行不止。淋漓日久，气血愈耗，故产生一系列虚弱病证。法以益气摄血法，方用傅青主的固本止崩汤加味。由于本病日久根深，暂效易得，巩固困难，故血止后仍行周期调理，方能治本。

## 胶艾汤……治疗更年期崩漏

李祥华医师（湖北荆州市长江大学医学院，邮编：434000）应用胶艾汤加减治疗更年期崩漏，取得了较好的治疗效果。

## 【常用方药】

胶艾汤出自汉张仲景《金匮要略·妇人妊娠病脉证并治第

二十》，主治妇人半产后下血不绝或妊娠下血腹中胞阻疼痛及经水淋漓不尽者。笔者用其养血理冲、调经止血之功能作为治疗妇女更年期崩漏、下血之主方，疗效满意。在运用本方时需注意的是，此证应以冲任虚损为本，崩漏下血为标。

胶艾汤组成：阿胶 12g，川芎 6g，甘草 6g，艾叶炭 9g，当归 9g，白芍 12g，干地黄 18g。

加减：胶艾汤作为基本方再加仙鹤草、小蓟炭。血量较多者加地榆炭止血；气滞血瘀明显者加柴胡、香附、炒蒲黄、血余炭、三七行气活血祛瘀；兼有气虚者加黄芪、党参益气摄血；血热妄行者加牡丹皮、炒黄芩、白茅根凉血止血；肾虚腰酸者加川断、菟丝子、墨旱莲滋肾补血；肝肾阴虚者加女贞子、山茱萸滋肾养肝以固冲任；心悸多梦者加石莲肉、枣仁、茯神以养心安神。

服法：每日 1 剂，分 3 次煎服，治疗期间不用任何西药。

胶艾汤中阿胶滋养冲任养血止血；艾叶暖宫温经与诸凉药同用不致寒凉太过。当归、白芍、地黄、川芎合用即四物汤滋养阴血理冲调经。茜草、藕节等品凉血祛瘀固崩止漏；仙鹤草除止血固崩之外，又有强壮作用，贫血体衰者用之尤当。甘草调和诸药与白芍相需为用，有缓急止痛之功。

## 【验案赏析】

吴某，50 岁。自述 2 年前开始月经不规则，经量过多。近来阴道下血量多且时间延长，有时长达 1 周甚至更长，曾用西药治疗疗效不显。就诊见：经行淋漓月余未净，量多色暗且有血块，头昏神疲，情绪不稳，腰膝酸软，小腹时有隐痛，舌偏红，苔薄黄，脉虚细略涩。血象检查：血红蛋白 78g/L，血小板 $96 \times 10^9$/L。B 超无异常发现。用胶艾汤基本方加藕节炭、茜草炭、血余炭、失笑散（包煎）各 9g，6 剂。1 周后复诊，出血已止，小腹隐痛消失，尚感腰酸疼痛，上方去茜草炭、血余炭、失笑散，加川断、菟丝子、墨旱莲各12g，10剂。药后诸症好转。继以滋养阴血，益肾固冲之剂巩固，随访半年未复发。

【按语】胶艾汤加减治疗更年期崩漏，全方重在养血理冲、调经止血、标本兼顾，方证合拍，故收效显著。

## 针药合治崩漏的临床经验

段月娥医师（山西晋城市第二人民医院，邮编：048000）采用针药配合治疗崩漏收到了较单纯运用药物或针灸更为满意的效果。

### 【绝技妙法】

段月娥医师认为，根据临床特点，崩漏首先需辨证治疗，选穴准确，补泻分明，如泻合谷，补三阴交有理气养血、固经止泻的作用，故治疗月经过多或崩漏之疾；而补合谷，泻三阴交则有行气活血、通经化瘀之效，用于治疗血气经闭。治疗崩漏，须以调补冲任之气为主，并佐以清热化瘀。关元为足三阴、冲、任之会，可调补冲脉、任脉之气，以加强固摄，制约经血妄行。三阴交为足三阴经之交会穴，有补脾统血之作用，为治疗妇科病的要穴。隐白为脾经之井穴，故可用治崩漏。崩漏是妇科的疑难重症，由于崩漏发病缓急之不同，出血新旧各异。因此，治疗崩漏应根据患者不同年龄阶段参考，青春期患者多属先天肾气不足，应补肾气，益冲任；育龄期多见肝郁血热，应舒肝养肝，调冲任；更年期患者多因肝肾亏或脾气虚弱，故应滋肾调肝，抚脾固冲任。以临床见证可分为以下几型。

（1）血热型

虚热型：经血非时而下，量多势急或量少淋漓，血色鲜红而质稠，心烦潮热，小便黄少或大便干结。苔薄黄，脉细数。

实热型：经血非时，忽然大下或淋漓日久不净，色深红质稠。口渴烦热或有发热，大便干结。苔黄或黄腻，脉洪数。

（2）肾虚型

肾阳虚证：经来无潮，出血量多或淋漓不尽，色淡质清，畏寒肢冷，面色晦暗，腰腿酸软，小便清长。舌质淡苔薄，白脉沉细。

肾阴虚证：经乱无期，出血淋漓不尽或量多，色鲜红质稍稠，头晕耳鸣，腰膝酸软。舌质偏红苔少，脉细数。

（3）脾虚型：经血非时而至，崩中继而淋漓，血色淡而质薄，气短神疲，面色白或面浮肢肿，手足不温或饮食不佳。苔薄白，脉弱或沉弱。

（4）血瘀型：经血非时而下时下时止或淋漓不尽或停闭日久又突然崩中下血，继而淋漓不断色紫黑有块，小腹疼痛。舌质紫黯苔薄白，脉涩。

1. 针药结合治疗

取穴：主穴：合谷、三阴交、关元、隐白、行间。

分型配穴：血热型：针刺血海、水泉。

中药：虚热型：保阴煎加沙参、麦冬、五味子、阿胶。

实热型：清热固经汤加沙参。

肾虚型：①肾阴虚证：针刺肾俞、交信、然谷、阴谷。中药：左归丸去牛膝合二至丸；②肾阳虚证：针刺肾俞、交信、气海、脾俞、足三里。中药：右归丸去肉桂、当归，加黄芪、覆盆子、赤石脂。

脾虚型：针刺归来、地机。中药：固本止崩汤去当归，加升麻、山药、大枣、乌贼骨。

血瘀型：针刺四满、足临泣。中药：四物汤合失笑散加三七粉、茜草炭、乌贼骨。

2. 手法

泻合谷补三阴交，实热证用泻法，虚证用补法。轻刺激留针20分钟，每天1次，2次为1疗程。如好转未痊愈者，应休息1周，再开始下一个疗程。

痊愈：症状完全消失，经劳累、精神刺激无出血；好转：出血量明显减少，但存在诱因时可引起少量出血；临床症状均有不同程度的改善，有效率96%。

## 【验案赏析】

李某，女，42岁，已婚。1年前阴道出血，历久不去，经妇检和B超确诊为子宫内膜增殖症，用激素治疗始止。从此每届月经来潮辄漏下淋漓，量多色紫，并伴小腹胀痛，不欲按捺，抚之似有硬块，且乳房胀痛，转侧不利，腰背酸楚，食纳呆滞。经用西药治疗，效果不彰。来诊时已2个月未止，经量时多时少，多则如涌泉，少则如屋漏，血色瘀紫，有块，余症如前，脉沉细，右关兼有滞象，舌质暗红，苔薄淡黄。中医辨证认为气滞血瘀，冲任不畅，血不循经。治宜化瘀通达，行血止血。内服中药：川茜草9g，赤芍9g，香附9g，川楝子6g，柴胡9g，鳖甲1.8g，元胡6g，当归12g，甘草6g。水煎服，服5剂。针刺合谷、三阴交、关元、隐白、行间、四满、足临泣。除泻合谷，补三阴交外，其余穴用泻法。得气后，留针20分钟，每天1次，12次为1疗程。第1疗程针药后，便获良好的效果，出血基本停止，余症消失，针药共用2个疗程后，症状全部消失，经劳累、精神刺激也无出血，随访至今未再复发。

【按语】针药结合治疗崩漏，尚须本着急则治其标，缓则治其本的原则，灵活应用塞流、澄源、复归三法。

## 益气养阴止崩汤……治疗崩漏

李桂华等医师（天津中医医院，邮编：300140）采用自拟的益气养阴止崩汤加减治疗气阴两虚型崩漏，疗效满意。

## 【绝技妙法】

张景岳认为："崩漏不止，经乱之甚者也。"凡情志妄动、劳损、营养不良均可导致气阴暗耗。气阴两虚致使冲任不固，虚热内扰，迫血妄行，治宜益气养阴，固本止崩。本方用药特点是"用柔远刚"，着重补肝肾之阴，重建人体的阴阳平衡。故组方用药力戒苦寒刚躁之品。

## 【常用方药】

益气养阴止崩汤组成：黄芪30g，太子参、白芍、当归、女贞子、墨旱莲、龙眼肉、枸杞子、酸枣仁、麦门冬各15g，阿胶（烊化）、艾叶各10g，甘草6g。

水煎200ml，分2次服。

加减：月经过多、阴虚火旺者龟甲易阿胶、沙参易太子参，酌加藕节炭、黄芩炭、生地黄炭、牡丹皮；经期延长淋沥10余日不净者，酌加藕节炭、地榆炭、白茅根炭，清热养阴止血；暴崩气随血脱者，用独参汤频频灌服，并加服云南白药；血多不止者可加血余炭、地榆炭、仙鹤草、三七、煅龙骨、煅牡蛎，清热凉血固崩止血；久漏不止，阴损及阳，肾阳不足，气血俱虚者加紫河车、巴戟天温肾填精益气养血；脉沉细无力者酌加升麻炭、柴胡。1个月为1个疗程，连用3个疗程，停药3个月后评价疗效。

益气养阴止崩汤中枸杞子、女贞子、墨旱莲、麦冬等甘平凉润之品滋肾填精。治肝旺不宜苦寒伐肝，或香燥之味，徒伤阴耗气，而宜养血敛阴、柔肝之体，如当归、白芍、阿胶之类。黄芪、太子参补而不燥，调脾胃，益气生精；墨旱莲能凉血止血，艾叶炭与阿胶同用，达到补血止血的目的。诸药共奏益气养阴、滋肾柔肝、止血固冲之功。一方之中融塞流、澄源、复旧三法为一体，临床疗效较好。

## 张玉芬老中医治疗崩漏的经验

张玉芬主任医师（山西省中医院，邮编：030012）是山西省中医院名老中医之一，从事中西医结合妇科工作数十年，积累了丰富的临床经验。现将其学术继承人申宝林医师总结、整理的其治疗崩漏经验介绍如下。

## 【绝技妙法】

（1）治疗原则

崩漏是指经血非时暴下不止或淋漓不尽的病症，其临床表现有以崩为主、有的以漏为主、有的崩漏交替出现、有的停经日久而忽然大出血。一般而言崩漏虚证多而实证少，热证多而寒证少，久崩多虚，久漏多瘀；崩可转漏，漏可成崩，治疗崩漏须本着"急则治其标，缓则治其本"的原则，灵活掌握塞流、澄源、复旧之法。此外患者不同的发病年龄亦是崩漏辨证的重要参考。如青春期患者多属先天肾气不足，育龄期患者多见肝郁血热，更年期患者多为肝肾亏损或脾气虚弱。

张玉芬主任医师认为患者暴崩之时，宜在备血输液的条件下对已婚者急行清宫，对未婚者或不适宜清宫的患者给予妇宁片或妇康片止血，辅以中药固气摄血，可煎服生脉散，以人参大补元气摄血固脱生津安神，麦冬养阴清心，五味子益气生津补肾养心收敛固涩。待血势稍缓便须根据不同证情辨证论治，切忌不问缘由概投寒凉或温补之剂，或专事止涩致犯虚虚实实之戒。治崩漏之法不可截然分割，塞流需澄源，澄源当固本。无论病起何脏，"四脏相移必归脾肾"、"五脏之伤穷必及肾"，故治宜益肾固冲调经。

（2）临证体会

崩漏为妇科常见病，亦是疑难病。本病发病机制主要是脾肾两虚以肾阴虚为多见，阴虚可及阳，阳虚不能温煦脾阳致脾阳也虚，而损伤冲任不能制约经血，故经血非时妄行。治疗崩漏本着"急则治其标缓则治其本"的原则，出血期要塞流同时结合临床辨证施治。如出血时间长量亦多则必然导致气血亏虚，当以补气养血固涩升提益肾为主，不宜多用辛温之药。血止后要求因治本以补肾益冲任为主，青春期补肾养血；育龄期同时舒肝；更年期调肝扶脾。

## 【常用方药】

张玉芬主任医师对于青春期患者重在补肾气、调冲任，故加用川断、寄生、山茱萸补肾并用升麻、柴胡升提固涩；对于育龄期患者重在舒肝养肝调冲任，应用行气作用较强的木香，因患者出血量较多用茜草、贯众炭、棕榈炭、艾炭、炒芥穗等增强了止血功效；对于更年期患者重在滋肾调肝扶脾固冲任，故加用炙龟甲、香附、党参、白术、茯苓、黄芪等药。她认为崩漏出血期的治疗首先应准确判断当以塞流为主或当以通下为主。对于病程短者，在接近既往正常月经期时或子宫内膜厚度达 0.6～1.3cm 时当顺势以通下为主，目的是尽量不扰乱胞宫自身的生理藏泻，为日后调经打下基础，其余时段的出血或子宫内膜厚度为 0.2～0.5cm 时可以塞流为主。对于病程长、阴道反复不规则出血者，应注意寻找是否有每月一次出血明显增多的周期性变化，如有此变化则尝试以出血量多时为月经周期，或通下或顺其自然 3 ~ 5 天后则以塞流为主，顺应胞宫的生理藏泻止血与调经有序治疗。

## 【验案赏析】

案1:韩某某,女,14岁,2005年5月20日初诊。阴道出血1月余,量时多时少，色红，有血块。平时月经不规律，2 ~ 3 个月一行,经行 10 ~ 12 天,患者无头晕、心慌等症,舌质红、苔剥脱,脉弦细。B超检查示:子宫 5.9cm×3.9cm×3.7cm,宫内回声均匀,内膜厚0.4cm,双附件未见明显异常。治法:补肾固冲,调经止血。药用:当归、茯苓各 10g,川芎、山茱萸各 6g,生地黄炭、川断、桑寄生各 15g,生地榆、益母草各 20g,阿胶（烊化）、王不留行、炒芥穗各 9g,白芍、白术各 12g,升麻、柴胡、甘草各 3g。3 剂,每日 1 剂,早晚水煎服。药尽 3 剂血止,继续服药调整月经周期 1 个月,随访月经恢复正常。

案2:张某某,女,23岁,2005年5月22日初诊。经期延长半月余。平时月经 28 天一行,经期 6 ~ 15 天,妊 1 产 0,现阴道出血量较多,色红,无血块,无下腹痛,舌质红、苔白,脉沉细。B超检查示:子宫 6cm×4cm×3.5cm,内膜厚 0.4cm,双侧附件未见异常。治法:舒肝补肾,调冲止血。药用:当归、茜草、艾炭、木香、甘草各 6g,川芎 4.5g,生地黄炭、贯众炭、棕榈炭、川断各 15g,生地榆、益母草各 30g,阿胶（烊化）、炒芥穗各 9g,桑寄生 12g。3 剂,每日 1 剂,早晚水煎服。复诊出血明显减少,继续服药调整月经周期 1 个月,患者月经恢复正常。

## 自拟滋肾固冲汤······治疗崩漏

杨名群医师（广西钦州市中医院，邮编：535000）采用自拟滋肾固冲汤治疗崩漏，疗效显著。

## 【绝技妙法】

妇女崩漏为肾－天癸－冲任－胞宫生殖轴严重失调所致的妇科病之一，是经血非时暴下不止或淋漓不止之谓，是妇科常见的危、急、疑、难病证。对崩漏的治疗，历代医家总结出塞流、澄源、复旧的治崩三法。《素问·阴阳别论》中云："阴虚阳搏谓之崩。"肾阴虚损，阴不维阳，阴阳二气失于平衡，阴损可致之本。杨名群医师本着治病求本，澄源塞流，以滋肾健脾为法。

治疗组用滋肾固冲汤治疗，治疗结果总有效率94.29%;对照组用炔诺酮治疗，总有效率77.14%，治疗组疗效明显优于对照组。滋肾固冲汤全方兼顾了肾、肝、脾三脏既滋肾、补气健脾又固涩，具有较好的固本止血效果。

## 【常用方药】

滋肾固冲汤组成：党参30g，黄芪30g，白术10g，菟丝子10g，山茱萸20g，鹿角霜12g，续断10g，阿胶10g（烊化），乌贼骨12g，茜草12g，白芍15g。

随症加减：如出现血崩如注加红参（焗服）、黑姜炭各10g;偏肾阳虚加淫羊藿、巴戟天各10g;偏肾阴虚加女贞子、墨旱莲各12g，龟甲胶15g（烊化）;色瘀暗有血块者加三七粉、益母草各12g。

服法：每日1剂，水煎分早、晚服，连续服用3个月。

滋肾固冲汤中菟丝子、山茱萸滋补肝肾，党参、黄芪、白术健脾补气，阿胶、鹿角霜固涩止血，白芍养血和肝，续断固肾。乌贼骨、茜草配伍为治崩中带下常用药。张锡纯认为：经血过多此二药能固涩下焦为治崩之良药。

## 加减黑蒲黄散……治疗漏下

王　敏医师（湖北省荆州市中医医院，邮编：434000）应用黑蒲黄散加减治疗漏下，取得满意疗效。

### 【绝技妙法】

漏下多发生于崩中之后，其病程多已长久，因出血时间长，血液流失多，正气渐衰。气虚运血无力，血行缓慢，流而不畅，日久成瘀，瘀血不去，新血不得归经，故漏下不止。前人即有"久漏必虚"，"久漏必瘀"之说，隋代《诸病源候论·妇人杂病诸候》就提出"崩而内有瘀血，故时崩时止，淋漓不断"首创漏下不止即是血瘀特征之一。瘀血内停，蕴久化热。故漏下病因主要为瘀、热、虚兼夹致病。

临床治疗原则宜益气养血，行气活血，清热止血。

### 【常用方药】

基本方：蒲黄炭15g，血余炭9g，地榆炭15g，陈棕炭9g，荆芥炭9g，当归9g，川芎9g，熟地黄15g，白芍9g，香附12g，丹皮9g，阿胶（烊化）12g，党参15g。

加减：气虚甚者加黄芪、白术；血虚甚者加枸杞子、制首乌；血瘀甚者去白芍、阿胶加赤芍、茜草炭、三七末；血热甚者加黄芩、炒栀子；肝郁者加柴胡、郁金；肾虚者加菟丝子、杜仲、续断。

方中蒲黄、血余、地榆、陈棕、荆芥均炒炭用，炭药的药性分两部分，一部分是炒炭之后"获得之性"，具有固涩止血的作用，为炭药的共性，有治标之功，一部分是炒炭后所保留的生药"固有之性"，具有不可忽视的治本之用。蒲黄炭功能活血止血，血余炭止血散瘀，地榆炭凉血止血，陈棕炭收敛止血，荆芥炒炭后止血之功尤著，并与香附、丹皮、当归、川芎等行气活血之品同用，使止血而不留瘀，伍以党参益气，四物汤养血，阿胶补气养血，以达益气扶正之目的。

## 【验案赏析】

患者曾某，女，33岁，未婚，1999年6月24日初诊，既往有崩漏病史，服中药治疗3个月后月经恢复正常。此次因工作压力大，个人问题又迟迟不能解决而复发。末次月经4月20日来潮，至今淋漓不断，已持续2个月，量时多时少，色暗红，就诊时阴道出血少，点滴而下，色如深咖啡色，伴腰酸，小腹胀感，两胁胀痛，稍感头昏，舌暗红，苔灰黄，脉弦涩。B超检查未发现子宫器质性病变。中医辨证属肝郁血瘀，气血不和。于上方加柴胡、茜草炭、三七末（冲服）水煎服，日1剂，服3剂后出血即止，诸症减轻，于前方去三七末，加郁金、青皮，再服5剂，诸症消失，追踪半年未见复发。

【按语】加减黑蒲黄散益气扶正，诸药合用，扶正而不碍邪，化瘀而不伤正，止血而不留瘀，使瘀血得去，新血自生，气顺血和，血液循经运行，则漏下自止。

## 止漏汤……治疗妇女漏下

钟 靖医师（江西中医学院，邮编：330006）应用止漏汤治疗妇女漏下，临床疗效满意。

## 【绝技妙法】

漏下一证，临床以气血两虚，兼有瘀热者居主流．育龄期妇女多见。治须理血固本，采用益气养血、清热化瘀，是为取效之关键。临证万不可不问情由，专事滋补止涩，则有如筑堤截水，虽见效于一时，然未固本清源，终非正治，而疏方止漏汤，乃从四物汤、四乌贼骨一芦茹丸、失笑散、当归补血汤等方加减而成。

## 【常用方药】

止漏汤组成：当归 5g，熟地黄、白芍各 15g，丹参 5g，蒲黄 10g（生、炒各半），乌贼骨 30g，茜草炭 10g，黄芪 15g，贯众 15g。

当热象明显者，熟地改用生地黄，加地榆、墨旱莲、地骨皮各 15g;兼见湿热者，加椿白皮 15g，黄芩 10g;小腹刺痛者，加玄胡、五灵脂各 10g;乳胀胁痛者，加柴胡、黑荆芥各 6g;大便秘结者，加大黄炭 5g。

因由当归、熟地黄、白芍、川芎组成的四物汤有养血调血之功，故采用之，但后者辛温，走而不守，故不用，而选养血通络、祛瘀生新之丹参。蒲黄、乌贼骨、茜草炭，乃仿四乌侧骨一芦茹丸、失笑散之意，化瘀而不动血，止血而不留瘀，瘀去则血归经。黄芪补脾益气摄血，配当归有当归补血汤之意。贯众清热止血。诸药配合，扶正而不碍邪，化瘀而不伤正。俾阴充血足，配气以涵阳，使血益气固，血无热迫，流畅新生，血行常道而时下自止。

## 【验案赏析】

吴某，女，28 岁，缝纫工。1992 年 12 月 16 日初诊，阴道出血淋漓 22 天未净，末次月经 1992 年 11 月 24 日，量多，夹血块，伴腰酸腹胀，因工作紧张未加介意，10天后量渐减，淋漓至今未净，遂来就诊。证见：阴道少量出血，色黯，质稀，神疲乏力，形体消搜，面色苍白，腰酸坠胀，头昏心悸，夜寐多梦，口干喜饮，食欲不振，舌质偏暗、苔薄少津，脉细弱略数。素体阴虚，稍食煎炒油炸之物即口舌糜烂。初潮年龄16岁，经行5～7/25～28天，量偏多，色红，上环3年。证属：阴虚内热，迫血妄行，气随血耗，气虚挟瘀。法宜益气养阴，清热化瘀。予以止漏汤3剂，处方：生、熟地黄各15g，炒白芍15g，当归5g，丹参5g，蒲黄10g（生、炒各半），乌贼骨30g，茜草炭10g，黄芪15g，贯众10g。

12月19日复诊：服药至第三剂时，阴道出血已止，腰骶不适已除，但觉神疲头昏，心悸寐差，食欲不振，拟益气养阴、健脾安神为法，黑归脾汤加减5剂，处方：黄芪30g，熟地黄30g，当归6g，太子参15g，茯神10g，远志6g，酸枣仁6g，广木香6g，甘草6g。

12月30日三诊：月经于12月24日晚来潮，量中，5天即净，略感神疲，余无不适，原方续进10剂，以资巩固。

## 归芍地黄汤加墨旱莲……治疗漏下症

张红宏医师（山西运城市妇幼保健院，邮编：044000）运用归芍地黄汤加墨旱莲治疗漏下症，效果显著。

### 【常用方药】

归芍地黄汤组成：墨旱莲30g，熟地黄24g，当归、白芍、山茱萸各12g，茯苓、泽泻、丹皮各9g。

服法：每日1剂，水煎分2次服，每服药5剂为1疗程。

漏下症属崩漏之一种，其发病机理主要是冲任损伤，不能制约经血，故经血从胞宫非时妄行。常见病因有血热、肾虚、脾虚、血瘀等。近代医者对崩漏的研究，多认为肾虚是崩漏致病之本。病人均为青年妇女，都以补肾药为主治疗，获效。

归芍地黄汤是由六味地黄丸加当归、白芍组成。方中熟地黄滋肾阴，益精髓，山茱萸滋肾益肝，山药滋肾补脾，共成三阴并补，以收补肾治本之功，泽泻配熟地黄而泻肾降浊，丹皮配山茱萸以泻肝火，茯苓配山药而渗脾湿。当归补血调经，白芍养血敛阴。外加墨旱莲滋阴益肾，凉血止血。诸药合用，共奏滋肾补血，止血调经之功。

## 【验案赏析】

李某，女，18岁。1996年4月12日初诊。患者3个月前经血非时突然而下，淋漓不尽，曾到多家医院求治，无效。今来我处就医，症见：经血淋漓不尽，色淡红，腰酸困不适，面色无华，舌质淡，苔少，脉细尺弱。诊为漏下症（肾阴虚兼有血虚）。治宜补肾养血，佐以止血处方：墨旱莲30g，熟地黄24g，当归、白芍、山茱萸、山药各12g，丹皮、泽泻、茯苓各9g，5剂，每日1剂，分2次水煎服。4月19日二诊，患者自述，服前药3剂后，漏下明显减轻，5剂服完后，出血停止，腰部酸困亦明显减轻。效不更方，为固疗效，嘱患者照前方再服5剂。5月25日三诊，诉停药后于5月17日经潮，距上次经净日为28天，此次行经4日而止，量较少，色淡红，腰部酸困，舌淡红，苔少，脉细，治宜益肾养血。处方：当归12g，白芍12g，熟地黄24g，山药12g，山茱萸12g，茯苓9g，丹皮9g，泽泻9g，5剂，每日1剂，水煎分2次服。嘱患者服完汤剂后，续服六味地黄丸10天，每次1丸，每日2次。1年后，患者见访，谓自从经潮后，月经周期、经期、经量等均基本正常，迄今未再反复。

## 崩漏汤……治疗更年期功能性子宫出血

张良圣等医师（湖南沅陵县中医男性病医院，邮编：419600）在临床工作中灵活运用崩漏汤治疗更年期功能性子宫出血，疗效较好。

## 【绝技妙法】

更年期功血是由于卵巢功能逐渐减退，下丘脑－垂体－卵巢功能失调，对促性腺激素的反应下降所致的子宫出血。此期卵巢内残存卵泡虽有发育，但不成熟，无排卵，无黄体形成，因此体内有一定量的雌激素和极少量孕激素。子宫内膜在雌激素持久刺激下过度增生，最终导致突破性出血，多为无排卵型功血。

祖国医学认为妇女更年期肾气渐衰，天癸渐竭，冲任渐虚，并在此基础上，每因七情内伤，或经行时复感寒热之邪等因素，正虚邪侵，血亏气滞，瘀阻冲任，血不归经，发生崩漏。崩漏汤对功血的改善作用明显，起效快，此外，崩漏汤不含任何目前已知的毒性成分和激素类药物，因此它是治疗功血安全有效的药物。

## 【常用方药】

崩漏汤组成：熟大黄 3g，巴戟天 9g，仙鹤草 18g，茯神 9g（布包），蒲黄 9g，炒阿胶 9g，黄芪 4.5g，炒当归 9g，白术 4.5g，生地黄 9g，熟地黄 9g，焦谷芽 9g（水煎），藏红花 1g，三七末 1g。

服法：水煎，兑红茶叶汁送服。

崩漏汤的主要成份为巴戟天、仙鹤草、茯神、蒲黄、炒阿胶、生地黄，旨在补血固冲任；再伍以藏红花、三七末、红茶叶汁送服，目的是活血止血，祛瘀生新。实践证明崩漏汤可明显使子宫收缩增强，从而一方面促进子宫内膜的剥脱，排除宫腔内瘀血，使瘀去血止；另一方面，促使子宫血管收缩而止血。

## 辨证治疗功能性子宫出血

牛希荣等医师（宁夏医学院综合门诊部，邮编：750004）应用中医辨证求因，审因论治的方法治疗功能性子宫出血（功血），疗效显著。

### 【绝技妙法】

（1）血热内蕴型：经血非时而下,出血量多或淋漓不尽,色深红、质稠且夹瘀块，咽干口苦，头晕，烦躁不安，或有发热，小便短赤，大便秘结，舌质红、苔黄，脉弦数或洪大，治宜清热凉血止血。

方以清热固经汤化裁：沙参、生地黄、阿胶（烊化）各20g，黄芩、地骨皮各15g，焦栀子、地榆炭、生藕节、甘草、棕榈炭各10g。

每日1剂，水煎，分早、晚2次温服，10天为1个疗程。

（2）气滞血瘀型：经血非时而下，出血量少而漏下不止，或突然出血甚多，色紫黑有血块，小腹疼痛拒按，面色黯滞，唇紫，口干不欲饮水，舌质紫黯或有瘀斑、苔薄白，脉涩，治宜活血、化瘀止血。

处方：艾叶、茜根炭、海螵蛸、蒲黄炭、甘草各10g，阿胶（烊化）、白芍、生地黄各20g，丹皮、五灵脂、三七（冲服）各15g。

每日1剂，水煎，分早、晚2次温服，10天为1个疗程。

（3）心脾两虚型：经血非时而至，出血量多或淋漓不尽，血色淡而质薄，面色苍白，心悸气短，神疲肢倦，食少便溏，舌淡、苔薄白，脉细弱或迟弱，治宜养心健脾，益气摄血。

**方用归脾汤化裁：**黄芪 30g，党参、龙眼肉、龙骨、牡蛎、茯苓、远志、枣仁各 20g，白术、地榆炭、益母草各 15g，甘草 10g，当归 6g。

每日 1 剂，水煎，分早、晚 2 次温服，10 天为 1 个疗程。

（4）肾虚火旺型：经乱无期，出血量少，持续时间长，血色鲜红、质稍稠，头晕耳鸣，失眠盗汗，腰膝酸软，五心烦热，舌质红、苔少，脉细微无力，治宜滋肾安火。

**方剂：**女贞子、墨旱莲、鹿角霜、龟甲胶各 20g，生地黄、茜根炭、贯众炭、杜仲各 15g，丹皮、五味子、牛膝各10g。

每日 1 剂，水煎，分早、晚 2 次温服，10 天为 1 个疗程。不可偏于固涩。

肾气未固，血热内蕴型患者，治宜清热凉血，止血调经，方中沙参、党参益气并与生地黄同滋阴血；棕炭收涩止血，生藕节、地榆炭、黄柏清热止血；阿胶养血止血；龟甲、牡蛎育阴敛血。属心脾两虚型患者，治宜补气摄血，养心健脾，所用中药方中党参、黄芪、白术补气培元，固中摄血；茯苓、远志、酸枣仁健脾安神；龙齿、牡蛎重镇安神，潜阳补阴。属肾虚火旺型患者，治宜滋肾安火，所用中药方中女贞子、杜仲炭、墨旱莲补肝肾益冲任；生地黄、茜草炭、贯众凉血止血；丹皮清热凉血，活血化瘀；五味子、夜交藤收敛固涩，养血安神；鹿角霜温养精血；龟甲胶益阴潜阳敛血。对于气滞血瘀型的患者，治宜活血化瘀，止血调经，所用方中海螵蛸益肾固涩；阿胶配以艾叶养血止血；三七、五灵脂、蒲黄炭化瘀止血；白芍补血调经；生地黄滋阴血，配以丹皮清热凉血，活血化瘀。

## 固冲汤化裁……治疗功能性子宫出血

冯俊婵医师（山西中医学院第二中医院，邮编：030024）以本方化裁治疗功能性子宫出血患者，收到满意效果。

### 【绝技妙法】

脾肾亏虚是功血之本，其病机为冲任损伤，不能制约经血，故经血从胞中非时妄行。冲脉为月经之本，是全身气血运行之要冲，它起源于胞中，与足少阴肾经并行，受先天肾气的资助，肾气亏虚，冲脉失于资助而虚损。此外，冲脉与足阳明胃经会于气街，受后天水谷精微的供养，故前人有"冲脉隶于阳明"之说。而脾肾为气血生化之源，脾气衰弱，冲脉失养而虚损；肾气虚衰，冲脉失养，从而导致冲任损伤，经血失于制约而妄行，故脾肾亏虚是导致本病的主要病因。治疗原则为塞流、澄源、复旧三法。塞流应健脾益气止血，崩漏病人多有反复发作的病史，久病必虚，因此"补虚"是塞流的重要措施。"虚"则主要表现为脾肾气血亏虚，如脾气亏虚，气不摄血，则出血轻者成漏，淋漓不尽，重者成崩，血流如注。故健脾益气为"塞流"的重要方法。

（1）脾肾阳虚型：出血量多，持续不断，血色淡红或清稀，腰酸怠倦，肢冷乏力，舌淡红、胖有齿印、苔薄白，脉沉细弱。

（2）阴虚血热型：出血量多，血色鲜红或紫红，面色潮红，心烦口干，舌红、苔少或无苔，脉细数。

（3）血瘀型：出血时多时少，血色暗红或有血块，腹痛固定或有刺痛，舌紫黯有瘀点，脉弦细。

## 【常用方药】

加味固冲汤组成：黄芪 50g，白术、煅龙骨、煅牡蛎、阿胶（烊化）各 30g，五倍子、茜草根、黑荆芥各 10g，熟地黄 15g。

加减：脾肾阳虚型重用白术至 50～60g，加党参 50g 或人参 10g；阴虚血热型加墨旱莲 30g，白及 10g；血瘀型加益母草 30g，蒲黄 10g。水煎服，每日 1 剂。血止后服归脾丸，每次 1 丸，每日 2 次，至下次月经来潮时再服加味固冲汤，如此连治 3～6 个月。

方中重用黄芪、党参、炒白术以益气健脾，固脱止血，配伍山茱萸、熟地黄补益肝肾，敛气涩精；煅龙骨、煅牡蛎、五倍子收涩止血；阿胶滋阴补血止血；止血又需防瘀，止血太过则恐留瘀为患，故又用一味茜草根以活血止血；用大量补气收涩药为伍，使血止而不留瘀。血止后，应调理善后即复旧。因崩漏的病因以脾肾亏虚，使冲任不固，经血失约，复旧就应脾肾双补，故在基本方中去龙骨、牡蛎、五倍子等收涩止血的药物，加用杜仲、淫羊藿、菟丝子、巴戟天等补肾健脾之药物，以固本复旧。

## 【验案赏析】

张某，女，14 岁，学生。患者 13 岁初潮，开始月经尚规则，从第 2 年起每次经来量多，淋漓不尽，肌肉注射乙烯雌酚可取效一时，药停出血又作，一般 15 天左右始净，于 1993 年 12 月 3 日来我科诊治。西医诊断为：青春期功能性子宫出血。本次行经 4 天，经量仍多，色鲜红，质较浓稠，夹少量暗红血块，无腹痛，面色苍白，头晕，腰腿酸软无力，舌淡苔白，脉沉细数，证属阴血亏损，肾气未充，冲任失固。治宜滋阴益气，固摄冲任，用补肾固冲汤加减。处方：生熟地黄 15g，菟丝子 30g，续断 15g，何首乌 30g，山茱萸

15g，阿胶 14g（烊化），女贞子 15g，墨旱莲 15g，煅牡蛎 15g，茜草 10g，3 剂。12 月 6 日二诊：经量显著减少，色红，已无血块，舌淡红，苔薄白，脉沉细无力。给予健脾益肾、补养冲任的药物，上方加党参 15g，白术 10g，3 剂。12 月 9 日三诊：经血已干净，嘱其再进补养肝肾、调理冲任药 10 剂以巩固疗效，停药 3 个月后追访患者，自述经期、经量均正常。

【按语】脾为后天之本，肾为先天之本，脾资肝盛则肾气充盈，即"后天以养先天"。肾气充盈则脾阳得运，即"先天以助后天"。脾肾双补更使本固血充，经血自调。

## 江有源老中医治疗功能性子宫出血经验

余镇北医师（江西景德镇市第三人民医院，邮编：333000）总结江有源老中医治疗崩漏的独特之处，善长辨证求因，针药合施，疗效颇佳。

## 【绝技妙法】

功能性子宫出血病是一种常见的妇科疾病，简称功血，亦为女性青春期的多发病，属中医学崩漏范畴。

（1）江老常言"妇人以肝为先天"，因肝藏血，妇人病多主血。肝属木、曲直之性所向多郁，郁则气逆伤肝，肝伤则血乱，血乱则经血妄行；又因木郁土虚，统摄失职，于是崩漏、带下诸疾由此而生。女子青春期间，情志易于萌动，有疾又羞于启齿，郁而伤肝者十之八九。病位应重视肝、脾、肾以及冲任，在治疗上应重视肝。

（2）江老认为"功血"一病，其特点是月经周期紊乱、经期长短不一，出血量时多时少，甚至大量出血。临床多为木郁土虚，冲任失调，由于青春期发病，涉及肾的鲜见。针灸取穴以肝、脾两经为主。但关键还在于辨证求因，如此则效如桴鼓。以疏肝解郁，益气养血法治疗。一般急则治其标，缓则固其本。第一阶段以调肝摄血为主，第二阶段扶脾益气，第三阶段调整月经周期、调理冲任，针药合施。具体方法为行经出血时采用调肝摄血法，穴取太冲（泻）、足三里（补）、神阙（灸）、断红（平补平泻），药用柴胡6g，白芍6g，当归6g，白术6g，薄荷6g（后下），香附9g，郁金9g，鸡内金9g，地榆炭15g，血余炭12g，茜根炭12g，甘草3g，生姜3片，红枣5枚；停经止血后采用益气养血法，穴取关元（灸）、足三里（补）、三阴交（补），药用生黄芪18g，当归6g，党参12g，白术6g，香附9g，郁金9g，炒白芍6g，甘草3g，生姜3片，红枣5枚；调整月经周期从止血后的第一次月经前7天开始，选用足三里（补）、三阴交（泻）、中都（泻）穴，药用柴胡6g，炒白芍6g，当归6g，白术6g，薄荷6g，香附9g，郁金9g，鸡内金9g，甘草3g，生姜3片，红枣5枚；停经后第一天开始采用调理冲任法，穴取足三里（补）、太溪（补）、关元（灸），药用养血归脾丸。如此连续治疗3个月。

## 【验案赏析】

王某某，女，16岁，于1980年7月21日就诊。诉初潮5个月后则月经前后不定期，约15～5天来潮，经量时多时少，每次行经约5～10天始净，每次来潮开始量少，后量渐多、时或如涌，用纸在两包以上甚则卧床不起，经本院妇科诊为功血，检查未发现其它疾病，在外院采用止血与调整周期治疗无效，故转至江老诊视。初诊脉弦软，舌质淡、苔薄白，颜面唇色苍白，精神萎倦，心烦失寐，纳少腹胀，尿黄短，大便溏结不定。行经出血1个月余，至今卧床1周，经色紫暗、夹有少量小血块，站立时间一长则出血不止。诊为崩漏（肝郁脾虚）。采用上法治疗，血止、诸症渐减，后连续3个月以针灸调理月经周期而愈。随访半年未见复发。

# 中医治疗功能性子宫出血

刘运波等医师（山东文登市口腔医院中医科，邮编：264400）采用中药为主，必要时配合西药治疗功能性子宫出血，疗效较好。

## 【绝技妙法】

刘运波医师认为功能性子宫出血的发病机制不外乎肾气不足，冲任不固；脾阳不振，中气下陷；肝郁化火，迫血妄行；久病气虚，不能敛血；瘀血内阻，新血不归经。根据中医辨证施治的原则，按如下5个类型进行治疗。

（1）脾气虚弱型证候：阴道下血如崩或涓滴不止、色淡、无块或少块；小腹不适、喜按；腰酸腿懒、肢凉乏力；心悸头晕、失眠多梦；腹胀纳少、溲长便干；气短神倦、面虚少华；唇舌淡白、苔薄白或无苔，脉芤数或微细。治则：调补脾胃，升阳益气，可少佐寒凉止涩。处方：新加补中益气汤。

（2）肝火型证候：流血暴下不止、色鲜红、有瘀块；发热、口渴，欲食凉；头晕目胀、小便赤，阴部有灼烫感；舌红、苔黄，脉滑数。治则：平肝清热凉血。处方：加味清热固经汤。

（3）冲任不固型证候：血下如注或淋漓不止，夹有紫血块；多有小腹痛、腰痛、乏力、盗汗、五心烦热；面色苍白或颊赤；舌质淡、苔薄黄或无苔，脉沉细数。治则：滋阴养血。处方：加味知柏地黄汤。

（4）气血两虚型证候：阴道下血，势如泉涌；小腹疼痛、喜按；头汗如珠；气息微弱；口干，不欲饮；精神萎靡；面色萎黄；唇、舌淡白；脉微欲绝。治则：双补气血。处方：加减人参养荣汤。

（5）血瘀型证候：下血时多时少，淋漓不止，色暗红，夹有紫块,或下烂肉样物;小腹坠痛、拒按;烦躁易怒;五心烦热;午后潮热;舌赤、有瘀点,脉沉滞。治则:活血化瘀止痛。处方:血府逐瘀汤加减。

## 【常用方药】

(1)新加补中益气汤组成:黄芪30g,人参、升麻、柴胡、知母、盐柏各9g,炙甘草、陈皮各6g,当归3g,炒白术24g,陈棕炭15g。

方中人参、黄芪、炙甘草、炒白术补气健脾;当归补血活血;柴胡、升麻升提中气;陈皮行气燥湿;知母、黄柏清热;棕炭收敛止血。

(2)加味清热固经汤组成:牡蛎30g,炙龟甲、阿胶、生地黄、杭芍、地骨皮、生黄芩、地榆炭、陈棕炭、藕节炭各15g,炒栀子9g,生甘草6g。

方中黄芩、生地黄、栀子清热凉血;地骨皮清热养阴;地榆炭、陈棕炭、藕节炭收敛止血;龟甲、牡蛎育阴潜阳。

(3)加味知柏地黄汤组成:熟地黄、炒白术各30g,山药、龟甲各15g,丹皮、茯苓、山茱萸、阿胶、知母、盐柏、生卷柏各9g,泽泻6g。

方中熟地黄、白芍、阿胶、山茱萸滋补肝肾;山药、茯苓、炒白术健脾补中;丹皮清热凉血,活血化瘀;知母、黄柏清热泻火;龟甲滋阴潜阳。

(4)加减人参养荣汤组成:人参、炒白术、白芍、熟地黄各15g,云苓、五味子各9g,甘草、当归各3g,炙黄芪30g,远志、陈皮、三七(冲)各6g,大枣3个。

方中人参、炒白术、茯苓、甘草、黄芪、五味子补气健脾;当归、熟地黄、白芍补血养血;远志养心安神;三七止血化瘀。

(5)血府逐瘀汤加减组成:当归、桃仁、红花、枳壳、赤芍、柴胡、川芎、丹皮、香附各9g,生地黄15g,甘草3g。

方中当归补血调经；桃仁、红花、川芎活血行气；生地黄、赤芍、丹皮清热泻火，活血化瘀；枳壳、香附行气；柴胡舒肝。

又方：桂枝茯苓汤，用于气血瘀聚小腹，腹痛、拒按，漏下不止者。组方：桂枝、茯苓、赤芍各9g，丹皮、桃仁各6g，甘草、黄连各3g。

## 逐瘀摄血汤……治疗功能性子宫出血

曲永康等医师（黑龙江大庆市大同区中医院，邮编：163000）用自拟逐瘀摄血汤治疗功能性子宫出血，效果满意。

【常用方药】

功能性子宫出血，症状典型易辨，而病理变化却很复杂。笔者采用逐瘀止血，摄血益气法。

自拟逐瘀摄血汤组成：党参、黄芪各30g，白术、乌贼骨各20g，柴胡、茜草、阿胶（烊化冲服）、棕榈炭各15g，艾炭10g，三七粉5g（冲服）。水煎200ml，每日1剂，早、晚分服。

治疗68例患者，治愈：随访半年，月经周期正常，症状消失者5例；好转：症状改善6个月内又复发者13例。服药最少4剂，最多17剂。

自拟逐瘀摄血汤，方中人参、黄芪，甘温益气，阴阳兼补，滋养五脏，补虚益土，止悸除烦；柴胡、茜草配阿胶，滋阴补血，有行血止血的作用；棕榈炭、乌贼骨、三七粉止血祛瘀生新；艾叶炭走三阳经，和血、祛瘀生新，温经止痛，止血；白术益气生血摄血。如此组方，使瘀散血止，起到治愈功能性子宫出血的作用。

## 自拟塞流汤……治疗功能性子宫出血

李红霞医师（郑州铁路局新乡医院，邮编：453000）在临床实践中自拟塞流汤治疗功能性子宫出血，效果满意。

### 【绝技妙法】

功能性子宫出血属中医"崩漏"范畴。暴崩应塞其流以救急，久漏当澄其源以治本，须详察出血之量、色、质，细辨病家之舌、脉。把握病机，辨证施治，决不可一见功血，即盲目塞流。

自拟塞流汤治疗功能性子宫出血，出血停止，月经周期恢复时间缩短。治疗过程未见不良反应。疗效确切，安全可靠，总有效率93%。

### 【常用方药】

塞流汤组成：当归、生地黄（或熟地黄）、白芍（或赤芍）、黄芪、黑地榆、益母草、三七粉（冲服）、香附。视病人情况而定用量。

加减：若气虚失摄者，本方增黄芪为60g，加党参、茯苓各15g，阿胶10g（烊化），以益气养血摄血；若血热妄行者，基本方增三七粉量为7g，冲服，方中四物汤用生四物，另加牡丹皮15g，栀子9g，黄芩炭12g，以清热凉血止血；若量少色暗，少腹冷疼，舌暗脉沉迟者，基本方加肉桂5g，炮姜炭9g，艾叶9g，以温经止血；若忽崩忽漏少腹刺疼色暗有块，胁满乳胀，舌暗脉弦者，基本方增香附、益母草各30g，另加桃仁9g，红花6g，郁金9g，以理气化瘀止血；若出血淋漓日久，腰酸腿软，头晕耳鸣，脉细弱者，基本方加墨旱莲15g，龟甲15g，女贞子15g，川断15g，以滋肾养血固冲。

服法:本方临床对于出血日久者,可从就诊之日起开始服药,血止停用。至下次月经来潮第5日开始重复使用本方,至出血停止,如此连调3个周期。若单纯行经期延长者,可于每次月经来潮后第5天开始服用本方,按上法连服3个月经周期。服药方法:每日1剂,1付两煎,早、晚分服。出血间期(即服药血止后至下次月经来潮这段时间)可根据辨证服用相应丸剂调理。

本方首选妇科之圣药四物汤,是缘"妇人以血为本",故以此养血、活血、调经为之君,且防辛香走窜去其川芎,临床见血热者用生四物(即当归、生地黄、赤芍),血虚者用熟四物(即当归、熟地黄、白芍);以当归补血汤(黄芪、当归)益气养血、摄血为之臣;选黑地榆、三七粉、益母草、香附,凉血、活血、止血,调理气机为之佐使。诸药合用,补虚而不滋腻,凉血而不凝滞,止血又能化瘀,用之临床,屡试屡验。虽非根治功血之妙方,但对发病多易反复之功血来说,亦不失一效方。

## 【验案赏析】

患者,女,48岁,工人。行经期延长1年,淋漓不断60余日。曾在某妇科医院检查生殖系统正常,并经该院西药止血乏效,观经水紫暗质稠而黏,量多有块,少腹坠痛,胸闷口干,心烦,舌红脉弦细,症属气滞血瘀,瘀久化热;治宜舒肝清热,化瘀止血。塞流汤加黄芩炭15g,郁金、牡丹皮各10g,栀子9g;原方四物汤用生四物,增香附量为30g。6剂后出血明显减少,诸症减轻,偶见漏红,9剂后出血止,次月、第3个月如法调理,经水治,诸症除。

## 左归丸加减······治疗更年期功能失调性子宫出血

　　井国庆医师（内蒙古妇幼保健院，邮编：010020）运用左归丸加减治疗更年期宫血（简称宫血），取得较满意的疗效。

## 【绝技妙法】

　　更年期功能失调性子宫出血，属中医"崩漏"范畴。其发病机理为更年期天癸渐竭，肾阴不足，精血亏虚，冲任失调所致。笔者采用滋阴补肾益精血，固护冲任止崩漏，作为治疗更年期功血的基本原则，故选用《景岳全书》左归丸进行加减。

## 【常用方药】

　　左归丸基本组成：熟地黄30g，炙首乌30g，山茱萸20g，山药30g，龟甲胶15g，菟丝子12g，枸杞子10g，白芍30g，五倍子12g，海螵蛸30g，生龙骨、牡蛎各60g（先煎40分钟）。

　　加减：若出血如崩者加三七参6g（冲服）；烘热烦躁者加黄芩、黄柏、柴胡各10g；腰酸痛者加炒续断15g，杜仲20g；眩晕心悸者加天麻10g，夏枯草20g，酸枣仁20g。

　　服法：每日1剂，5日为1疗程，可服2个疗程。

　　方中熟地黄、制首乌、山茱萸、山药滋肾填阴益精血，固肾而敛精气；菟丝子、枸杞子滋补肝肾养血而生精；龟甲胶、白芍滋阴养血止血，再加五倍子收敛止血、涩精固脱；生龙牡能固涩失下之精血、合海螵蛸收涩止血而不留之忧，共助肾固护冲任而止崩漏。

## 【验案赏析】

米某，48 岁。于 1996 年 5 月开始出现月经紊乱，每次月经出血 20 多天，量多时少，淋漓不尽，虽经多次在其他医院治疗，病情时有好转，本次月经 1996 年 8 月 23 日来潮，量多鲜红有块，行经近 1 个月未止，淋漓不尽，症见出血量多色红，夹有小块，伴少腹隐痛，头晕目眩，腰酸腿软，面部烘热，心烦失眠，口干舌燥，舌红少苔，脉细数。西医诊断：更年期功能失调性子宫出血。中医辨证为：肾阴亏虚、冲任失调，治宜滋阴补肾固冲止血。方用左归丸加减：熟地黄 30g，制首乌 30g，山茱萸 15g，山药 30g，菟丝子 12g，枸杞子 10g，龟甲胶 15g（烊化冲服），白芍 30g，五倍子 12g，海螵蛸 30g，生龙骨、牡蛎各 60g（先煎 40 分钟）。每日 1 剂，水煎服，1 日 2 次。忌生冷辛辣、刺激性食物。服 3 剂后出血量日益减少，5 剂服完后出血停止。仍服左归丸调理善后，半年后随访已绝经。

> 【按语】左归丸加减治疗更年期功能失调性子宫出血，诸药合用使肾阴得补，精血得充而阴平阴秘则冲任自调，体现了滋阴补肾益精血固护冲任而收涩止血，标本兼顾的治疗原则，故而获得满意的治疗效果。

## 辨证分型治疗妇科血证

贺小玲医师（湖南衡阳市中医医院，邮编：421001）多年来运用活血化瘀法治疗妇科血证，效果满意。

## 【绝技妙法】

妇科血证是常见多发病症，亦是妇科常见急症之一。现代医学的功能性子宫出血、月经过多、子宫肌瘤、妇科炎性包块引起的大出血、产后大出血等均属于血证范畴，中医常称之为崩漏。贺小玲医师多年来运用活血化瘀法治疗，效果满意。治疗方法，全部病例以活血化瘀为主，根据不同症状分为4型辨治。

（1）血虚夹瘀型：症见下腹部坠痛或拒按，阴道流血量多，时夹有血块，伴头晕眼花，四肢乏力，舌质淡红，舌边有瘀点、苔薄白，脉沉弦。治以活血化瘀，补血止血。

处方：阿胶30g，黄芪20g，蒲黄炭15g，炮姜6g，丹参12g，红花3g，当归12g，川芎6g，熟地黄15g，白芍15g。

（2）气虚血瘀型：突然暴崩下血，淋漓不净，色暗红，下腹部隐痛，面色苍白，有时烦躁，胸闷，身倦，短气懒言，大便溏，小便清，舌质紫暗，舌边瘀点，脉细缓。治以活血化瘀，益气止血。

处方：丹参15g，红花5g，当归10g，白芍15g，川芎6g，熟地黄10g，黄芪15g，陈棕炭30g，阿胶珠（另包，用米粉拌炒成珠）30g，冬瓜子20g。

（3）血瘀凝滞型：症见月经不调、量多，下腹部肿块固定不移，疼痛拒按，肌肤不润，舌边紫暗，苔薄，脉弦涩。治以活血化瘀，软坚消癥。

处方：丹参20g，红花5g，当归15g，赤芍10g，川芎6g，生地黄10g，桂枝10g，茯苓10g，桃仁10g，水蛭10g，鬼箭羽10g，炮甲3g（研成粉末冲服）。

（4）肝郁血瘀型：症见突然阴道流血，经量或多或少，淋漓不断，经色暗红，胸闷胁痛，乳房胀痛，头目胀痛，舌质淡红，带紫暗色，苔薄黄，脉弦。治以活血化瘀，疏肝理气。

处方：丹参10g，红花4g，白芍15g，当归6g，生地黄炭15g，柴胡10g，玄胡10g，三七3g（研成粉末吞服），大黄炭 10g，乌梅 10g。

以上 4 型在服药期间流血量多者，急用以下方法止血：用灯心 1 根蘸香油点燃烧大敦穴；老年性宫血用陈茶叶 30g 煎服，或用陈莲蓬壳 75g，棉籽 10g 烧灰存性，共研末用米酒送服。

本组 4 型所用基本方均为四物汤加减。方中丹参、当归、红花、白芍、熟地黄养血活血；川芎、田七、炒蒲黄、陈棕炭活血行瘀止血；阿胶、白参、黄芪益气补血；柴胡、玄胡疏肝理气；配合桂枝茯苓丸软坚消瘕。

## 【验案赏析】

王某，45 岁。因月经失调，经期延长约半年余，而于 1988 年 5 月 4 日初诊。患者以往月经正常，近半年来月经量多，色暗红，夹血块。去年 9 月因大出血 6 天，经止血症减。此后每月经潮 1～2 次，甚至 20 天不净。今年 3 月份因突然阴道大出血而就诊于某附属医院，经病理切片报告为"子宫内膜增殖症"。本次阴道出血 10 余天未净，淋漓不断，色紫暗量多，夹小血块，伴少腹部隐痛，腰酸，头晕气短，胸闷纳呆，舌质淡红而暗，舌边有瘀点，苔白，脉细缓。血象检查：血色素 70g/L，白细胞 $4.3×10^9/L$，中性 0.70，淋巴 0.30，证属气滞血瘀型。治以活血化瘀，益气止血。药用丹参 15g，红花 5g，当归 10g，川芎 6g，黄芪 20g，白参 10g，陈棕炭 30g，阿胶珠 30g，冬瓜子 20g，侧柏炭 20g，服药 1 剂，阴道流血量增多，血色鲜红，血块消失，服 2 剂后，阴道流血减少，少腹部隐痛及腰酸减较，再进上方去当归，加田七 3g（研末吞服）5 剂，阴道流血已止，诸症消失。后巩固治疗 3 个月，于每次月经来潮前服 5 剂告愈。追访 2 年，病未复发。

【按语】运用活血化瘀法治疗妇科血证，根据 4 种不同类型，有针对性的加味用药，临床疗效满意。

## 辨证治疗闭经

赵学斌医师（陕西凤翔县妇幼保健院，邮编：721400）将闭经患者分为4型（肝肾不足型、气血虚弱型、气滞血瘀型、痰湿阻滞型）进行治疗，具有良好效果。

## 【绝技妙法】

闭经一证，病因复杂，中医药治疗优势明显，审因辨证至关重要，临床力争做到辨病与辨证，专病与专药相结合。闭经有虚有实，常虚实互见，但以虚证居多，施治时要从整体出发，不可妄用活血破血之品。"女子以血为本"，当遵"欲以通之，必先充之"的古训。

现代社会，由于人们的学习、工作和生活节奏不断加快，竞争日益激烈，中年女性在工作、住房、子女上学、就业等诸方面压力越来越大，易引发功能性闭经，多属肝郁气滞和气血虚弱型，大多先于肝气不舒、气滞血瘀，气郁日久、思虑伤脾、导致气血虚弱。结合脉症治疗以疏肝理气、活血调经或补益心脾、养血调经为主。若有多次人流史或有妇科炎症，兼见肥胖之人出现闭经，多属痰湿阻滞型，治以燥湿祛痰，活血通经为主。

临床在辨证论治的同时，酌加当归、益母草、香附等，养血、活血、行气、调经之品，可收到良好的效果，总有效率91.3%，说明中医辨证施治对治疗闭经可行。辨证论治如下：

（1）肝肾不足型：年逾18周岁月经未至或月经正常来潮后闭经3月以上，伴有腰膝酸软，头晕耳鸣，失眠多梦，五心烦热，潮热汗出，小便频数，面色暗淡虚浮，舌质红、少苔，脉细数。多见于少女月经超龄未至的原发性闭经和青中年妇女未到绝经期而出现的继发性闭经。治疗以滋补肝肾，养血调经为主。方选归肾丸加味。

（2）气血虚弱型：月经由后期量少而渐至停闭，面色萎黄，头晕目眩，心慌气短，神倦乏力，食少懒言，唇舌色淡，脉缓无力。治疗以补益心脾，养血调经为主。方选归脾汤加味。

（3）痰湿阻滞型：月经停闭常出现在有多次刮宫人流或有程度不同的附件炎病史者，体形肥胖，白带增多，小便频数，胸胁满闷，呕恶痰多，倦怠嗜睡，舌质红、苔腻，脉滑数。治疗以燥湿祛痰，活血通络为主。方选苍附导痰汤加味。

（4）气滞血瘀型：月经停闭，精神抑郁，烦躁易怒，胸胁胀满，少腹胀痛，时时叹息，舌边紫黯或有瘀点，脉弦。治疗以疏肝理气，活血调经为主。方选血府逐瘀汤加味。

## 【常用方药】

（1）归肾丸组成：熟地、山药、山萸萸各 12g，菟丝子、菟蔚子各 15g，制龟甲 20g（先煎），当归、白芍、益母草、香附各 10g。

服法：水煎服，每日 2 剂，21 天为 1 疗程。

（2）归脾汤组成：党参、白术、熟地各 12g，当归、白芍、川芎、丹参、香附、柏子仁、酸枣仁、远志各 10g。

服法：水煎服，每日 1 剂，21 天为 1 疗程。

（3）苍附导痰汤组成：苍术、香附、陈皮、半夏、茯苓各 12g，胆南星、枳壳、黄柏、牛膝、当归、益母草、车前子各 10g。

服法：水煎服，每日 1 剂，14 天为 1 疗程。

（4）血府逐瘀汤组成：生地黄、当归、赤芍、川芎、桃仁、红花、益母草、牛膝各 12g，紫胡、枳壳、桔梗、香附各 10g。

服法：水煎服，每日 1 剂，14 天为 1 疗程。

## 补肾调冲汤加减……治疗继发性闭经

　　陈义春医师（四川泸州市纳溪区中医院，邮编：364630）自拟补肾调冲汤为基本方，随证分期加减治疗继发性闭经，取得良好疗效。

## 【绝技妙法】

　　继发性闭经是指月经曾来潮而又中断达3个月以上未行经、表现为低雌激素或黄体功能不足、治疗困难的妇科多发疑难病症。

　　继发性闭经属于祖国医学"女子不月"、"月事不来"、"血枯"、"血隔"的范畴，中医对月经产生的机理认为多与"肾气"、"冲任"有关，即月经是由肾—天癸—冲任—胞宫轴来调节的。现代医学认为，月经周期的规律变化，主要与下丘脑—垂体—卵巢—子宫轴之间相互依存、相互制约所保持的动态平衡有关。在病理上，中医多责之于肝肾不足，气血虚弱，阴虚血燥，气滞血瘀、痰湿闭阻。现代医学认为本病多有下丘脑—垂体—卵巢—性腺轴的功能紊乱，导致卵泡发育不良，成熟延迟，卵泡闭锁，低雌激素和黄体功能低下而发生。笔者临床观察，继发性闭经者多禀赋素弱，多产房劳，精神抑郁而致肾气虚衰，冲任损伤，天癸匮乏导致闭经。

　　根据月经与肾、冲任相关之理，自拟补肾调冲汤加减以补肾填精，固肾调冲，分期治疗。总有效率95.42%。

## 【常用方药】

　　自拟补肾调冲汤组成：菟丝子20g，枸杞子、女贞子、覆盆子、桑寄生各15g，茺蔚子、炙首乌、熟地黄、肉苁蓉、白术、郁金、香附各12g。

　　加减与服法：月经周期前 14 天，基础方加红参 5g 煎汤每日冲服，连服 10 剂。第 15～23 天以基本方去茺蔚子、女贞子、炙首乌，加巴戟天、鹿角霜各 12g 连服 8 剂。第 24～28 天，则以第二次方去熟地、香附，加醋炒柴胡 12g，路路通 15g，肉桂 4g，连服 4 剂。若形寒肢冷盛，过度肥胖者，基本方去熟地、女贞子，加茯苓 15g，薏苡仁 20g，鹿角霜加重至 15g。服药 3 个月经周期为 1 疗程。前期补肾调冲汤以枸杞子、茺蔚子、覆盆子、女贞子、桑寄生、炙首乌填精补肾、滋肾水，酌加菟丝子、肉苁蓉温阳微生少火以助肾气，红参、白术健脾益气滋生化之源，香附、郁金、柴胡疏肝解郁、调达气机以促进卵泡发育及雌激素水平的增长。后期方去除方中阴腻之品熟地、女贞子、茺蔚子、炙首乌，加重温阳之巴戟天、鹿角霜助阳温肾以健全黄体、助孕酮分泌。

## 【验案赏析】

　　李某，女，1999 年 7 月 2 日就诊。自诉 3 年来月经周期无规律，月经短则 40 余天方至，长则 60 余日才行，且月经量少，色黑如豆汁，点滴而下，10 余日方净。自 1998 年 2 月起，连续 3 个月闭经，经注射黄体酮 60ml 后月经来潮，但经量少，色暗红，以后每月若停用黄体酮则无自然月经来潮。长期畏寒肢冷，腰膝酸软，倦怠少气，纳食不香，身体发胖，阴道无分泌物、干涩。证见：形体较丰盈，面色萎黄伴黧黑斑，舌质淡嫩，边有齿印，苔少而滑，脉沉迟而涩。妇检：乳房松弛，外阴弹性度差，黏膜较薄有萎缩倾向。B 超检查子宫附件无特殊异常。诊断：继发性闭经。证属肾气不足，冲任虚损。治以补肾固本，调冲通经。用自拟补肾调冲汤加减治疗，并嘱其自测基础体温，以了解有无排卵及激素水平情况。按上述治疗方案服药 1 个月，月经未行，但精神转佳，腰膝酸软、畏寒肢冷等症状减轻，面部黧黑斑淡化，纳食转佳，阴道转湿润，但分泌物仍少，舌质转红，齿印减少，苔薄白，脉沉弦，基础体温双相不明显，后期体温有所增高。续用原方案治疗，前期红参加量至 10g 煎汤冲服，后期加重鹿角霜至 15g，肉桂至 4.5g。经治 1 个月，临床症状及体征消失，阴道分泌物增多，呈水样但无拉丝度，基础体温呈双相，月经在 9 月 5 日来潮，经量多，色暗红。此时距初诊日 6 天闭经 4 个月。嘱其再服 1 个月经周期中药，以资巩固疗效。随访 1 年，月经周期正常，全身情况尚可，面色红润，黧黑斑消失。

【按语】自拟补肾调冲汤治疗继发性闭经，关键在于模拟人工周期，根据月经周期中各期不同的生理状态，随证分期加减治疗而能较好显效。

## 定经汤合少腹逐瘀汤……治疗创伤性子宫性闭经

田裕红等医师（陕西绥德县中医院，邮编：718000）采用定经汤加减，合少腹逐瘀汤周期治疗创伤性子宫性闭经，获得满意疗效。

## 【绝技妙法】

创伤性子宫性闭经是由于子宫内膜因创伤而缺如、严重破坏或再生障碍等，不能对卵巢激素做出周期性变化，从而无脱落和出血导致闭经。其最主要的原因是创伤造成子宫内膜受损而使肌层组织裸露，创伤后感染，子宫内膜修复障碍。宫颈内口反射性痉挛等可导致宫腔粘连。流产或产后，百脉空虚，抗病力弱，往往伤肾伤血，造成胞宫损伤，由于损伤而血溢，死血瘀滞于胞宫，气滞血瘀。胞脉受阻致月水不利。故此种闭经基本属肾虚、血虚、瘀血、虚实夹杂。

治疗方法：有宫腔粘连者，用药前分离粘连后，在宫腔内置节育器 3 个月，再进行药物治疗。无宫腔粘连者，可直接采用药物定经汤加味治疗。按国家中医药管理局《中医病证诊疗标准》痊愈：服药 1 个疗程后，月经按月来潮，连续 3 个月经周期正常者。治疗结果 36 例中，痊愈 28 例，有效 5 例，无效 3 例，有效率 91.67%。

## 【常用方药】

定经汤加味的功效：活血化瘀，温通经血。

定经汤加味药物组成：当归、菟丝子、益母草、熟地黄、白芍、枸杞子、川芎、覆盆子、淫羊藿、牛膝各 10g。

服法：每日 1 剂，水煎服。服上药 17 天后改用少腹逐瘀汤 5 剂，以活血化瘀，温通经血：小茴香、乳香、没药、当归、赤芍、川芎、肉桂、五灵脂、蒲黄各 6g，每日 1 剂，水煎服。服 5 天停药后等待 7 天，如月经来潮于月经第 5 天开始下 1 月治疗，如月经未来潮，7 天后开始下一月治疗，3 个月为 1 疗程。

定经汤中白芍、熟地黄、当归、枸杞子滋阴养血；菟丝子、覆盆子、淫羊藿补肝肾、养阴血；川芎、益母草、牛膝活血化瘀；全方具有补肾养血、活血调经之功效。《医林改错》少腹逐瘀汤中五灵脂、蒲黄通利血脉、祛瘀止痛；赤芍、没药活血化瘀，使胞脉流畅；小茴香、干姜、肉桂温经散寒除湿，使胞脉气机得畅，胞脉通畅则经血流畅。

## 祛痰化瘀软坚汤……治疗女性肥胖闭经

张宽智医师（河北仁丘市华北石油管理局总医院，邮编：062552）采用祛痰化瘀软坚汤治疗女性肥胖闭经，总有效率 88.5%。

## 【绝技妙法】

《中医妇科学》（五版）闭经定义：女子发育成熟后，月经应即来潮，如超过久而月经未潮，或潮后又数月不行者称为闭经。临床表现：月经停闭，形体肥胖，胸胁满闷而胀等症。

妇科病每多隐曲，又羞于难言之苦，郁闷叹息不能自解，久必伤肝。肝主疏泄藏血，又为血海，为女子先天之本。肝若疏泄失职，无力助五脏六腑化生精微，消化水谷，分别清浊，传送糟粕，加之过食肥甘厚味，湿聚脂积，气血瘀阻，致使痰湿瘀脂留滞全身肌肤、脏腑诸窍之中，脂积日久，痰瘀互结，冲任不能相资而致肥胖闭经症。周学海曰："脾胃乃升降之经，肝者升降之枢也"。李时珍曰："风木太过……积滞生痰"。

由此可见肥胖闭经症与肝的关系至为密切，应从肝生痰论治。故治以祛痰软坚、活血化瘀的祛痰化瘀软坚汤。

自拟祛痰化瘀软坚汤功效：祛痰化瘀、活血软坚、调经通络。

## 【常用方药】

祛痰化瘀软坚汤组成：姜半夏、茯苓、陈皮、当归、三棱、枳壳、香附各12g，海藻、昆布、制胆南星各10g，水蛭、大黄各6g。

加减：肝郁气滞明显者加瓜蒌、柴胡，去制胆南星、大黄；肝肾不足偏阳虚者加仙茅、肉桂，去半夏、昆布，阴虚者加生地黄、沙参，去半夏；气血虚弱者加黄芪、党参、白芍、熟地、大枣，去半夏、枳壳、三棱、大黄；寒湿凝滞者加苍术、泽泻。

服法：水煎2次，取汁400ml，每日早、晚饭后30分钟服。3周为1疗程，一般服1～3个疗程。

自拟祛痰化瘀软坚汤中半夏、茯苓、陈皮、制胆南星疏气祛痰，降脂化浊；当归、三棱、红花、水蛭、大黄破血逐瘀，活血调经；香附、枳壳疏肝理气，化痰通络；更配海藻、昆布软坚散结，通窍活络，且有祛痰化瘀之力。

## 【验案赏析】

刘某，女，27岁，已婚，会计师。于1990年3月5日初诊。主诉：闭经1年余。患者13岁月经初潮，期、量、色、质正常。22岁结婚后，因情志不畅，加之过食肥甘厚味，日渐形体肥胖，经量稀少，周期无规律。婚后4年不孕，其父母及夫不欢，后致月经停闭，症见形体肥胖，胸闷胁胀，心烦易怒，呕恶痰涎，小腹胀满，白带多且质黏，食欲尚可，大便时溏，某医院妇科诊断为：①继发闭经，原因待查？②内分泌失调？曾四处求中西医治疗无效。诊见舌质淡体胖边有瘀斑、苔薄白根厚而腻，脉弦滑。证属痰瘀互结，气血壅滞，治宜祛痰化瘀，软坚调经。方用祛痰化瘀软坚汤加柴胡、瓜蒌，水煎服。进药14剂胸闷胁胀，心烦易怒，呕恶痰涎大减，药达病所，继上方随症加减连服2个疗程，月经来潮，量多色紫黑挟有血块，行经1周而净。为巩固疗效，嘱每月经期前后各服7剂，连服3个周期，月经正常，量中色红，形体渐瘦，诸症均除。后生一男婴，随访至今未复发。

【按语】自拟祛痰化瘀软坚汤，诸药合用能使肝疏痰祛，血活瘀化，脂降窍通，五脏六腑皆安，临床结合症状，随证加减用药，疗效颇为显著。

## 四物汤调节月经周期……治疗虚性闭经

王琪等医师（贵州贵阳中医第一附属医院，邮编：550001）古方新用，拟四物汤调节月经周期治疗虚性闭经，取得较好疗效。

## 【绝技妙法】

中医理论认为在月经的产生过程中，随着阴阳的消长，气血的盈亏变化，有月经期、经后期、经间期、经前期的生理节律，这些节律形成了月经周期。在月经周期中，由于肾之主导和天癸调节，使冲任气血蓄盈有常。冲任溢气由盛而满（经前期），由满而溢（行经期），由溢而暂虚，又由少而渐至复升（经后期），肾之阴生阳动，气盛血旺（经间期），血海再次受纳新血，冲任充盈，相资作用于子宫以备受孕之需（经前期），此四个阶段周而复始构成了月经的周期节律，因此按此理论提出的月经节律进行中药周期调理，临床上对闭经有较好的疗效。

中药周期比西药人工周期的副作用小其着眼于"证"，从调整全身脏腑的阴阳平衡着手，可改善体质，增强抵抗力，停药后复发率低。

四物汤周期疗法的治疗原则及方药：

（1）经前期：补气养血，活血调经，助以引血下行，促进月经来潮。四物汤加党参、白术、牛膝、益母草，其中四物汤养血活血，党参、白术健脾益气，牛膝引血下行，益母草、枳壳行气活血通经。

（2）月经期：养血活血，使血海充盈而溢，四物汤加首乌、鸡血藤、牛膝、莪术，其中四物汤、首乌、鸡血藤养血活血，牛膝、莪术活血。

（3）经后期：补阳活血理气，促进卵泡成熟及排卵。四物汤加茺蔚子、紫石英。其中四物汤养血，紫石英温肾阳，茺蔚子活血调气。若阳虚为主加二仙丹温肾阳，阴虚为主加山茱萸、川断、菟丝子滋肾阴。

（4）经间期：滋肾健脾，使精血充实，为月经来潮准备物质基础（为卵泡的正常发育提供物质条件），四物汤加党参、白术、菟丝子、五味子、首乌、枸杞子，其中四物汤养血，党参、白术健脾生气血，五味子、首乌、枸杞子补肝肾益精血，菟丝子对肾阴阳双补，全方使精血充盈，血海按时满盈而月经来潮。

上述四期用药为 1 个周期，若月经来潮则下次月经周期重复。

上述四期用药中均以四物汤为基础方，四物汤首见于宋代太医局编《和剂局方》。现代医学研究证明：地黄、当归等药有补血作用，富含糖、蛋白质、脂质、维生素等成分，有滋养强化的作用，可改善全身营养不良的状况，使神经系统、内分泌系统失调的功能恢复正常，治疗过程中再兼顾脾、肾、冲任，使之效果更佳。

## 【验案赏析】

汪某，女，23 岁，已婚。患者 18 岁月经初潮，周期尚准，经量不多，用卫生纸半包，20 岁时，经行时参加运动会跑步后，月经停闭一年余，每次需肌注黄体酮方来潮，曾就诊于各大医院以西药人工周期或中药调理疗效不佳，诉常感心悸耳鸣、头昏目眩、神疲乏力、纳差便溏、小腹冰冷，嘱停服西药，采用上述中药周期调理，当月即来月经，再巩固治疗 3 个月，至今月经均按期来潮，上述病症缓解。2 年后正常受孕并分娩一健康女婴。

【按语】中药周期疗法吸取了传统中医理论方药的长处，不仅适用于闭经病人，也适用于"功能失调性子宫出血"、"不孕症"的患者，取异病同治之意。

## 中西医结合 治疗人流术后闭经

刘新军医师（河南平顶山市第二人民医院，邮编：467000）运用中西医结合方法治疗人流术后闭经，取得了较好疗效。

## 【绝技妙法 】

人流术后继发闭经是人流术常见的并发症之一，主要是吸宫时负压过高，吸头及刮匙反复进出宫口，时间过长，吸刮过度，造成子宫内膜损伤严重所致。另外患者素体虚弱加上人流术时出血量过多也可导致闭经。中医认为月经与肾－天癸－冲任－胞宫这一生理轴的相互协调有关，而肾为根本。闭经的病机在于肾虚，而闭经日久最终可出现气血瘀滞，终成肾虚血瘀之证，故益肾化瘀、理气调经是治疗本证的关键。西医手术可祛瘀生新，使月经自然恢复；雌、孕激素周期治疗可使子宫内膜呈周期性变化而使月经来潮。临床观察表明，单纯的西医治疗，效果往往不甚理想，须配合中医辨证治疗。

（1）手术治疗

①宫颈内口粘连：子宫探针或扩宫器分离粘连内口，排除宫腔内陈旧性积血，术后行抗炎处理。②宫腔粘连：在腹部 B 超直视下，用小刮匙轻轻分离粘连的宫腔并留置金属节育环，3 个月取出，术后抗炎处理。

（2）雌、孕激素周期疗法：口服乙烯雌粉 1mg，每日 1 次，连续用 21 天，后 3 天肌注黄体酮 20mg，每天 1 次，停药 3 天～7 天待月经来临。于月经来潮第 5 天继续行雌、孕激素序贯治疗，连续 3～6 个月经周期，促使子宫内膜再生及修复。

（3）中药治疗

①月经初期（第 1～第 7 天）：治以活血化瘀、理气调经，方用桃红四物汤加减。

②月经中后期（第 8～第 28 天）：治以固肾理气、养血调经，方用归肾丸加减。

## 【常用方药】

（1）桃红四物汤组成：当归 15g，川芎 15g，香附 15g，赤芍 12g，柴胡 20g，元胡 20g，丹参 30g，桃仁 20g，红花 15g，牛膝 20g，枳壳 15g。

（2）归肾丸组成：当归 20g，红花 10g，杜仲 15g，菟丝子 15g，紫石英 15g，首乌 12g，枸杞子 15g，黄芪 20g，桃仁 12g，丹参 20g，牛膝 10g，肉桂 6g，酸枣仁 10g。

连用 3 个月经周期，月经恢复后再用 2～3 个月经周期。月经初期宜用桃红四物汤加减方以活血化瘀、理气调经。方中当归、川芎、赤芍、桃仁、红花活血祛瘀；牛膝祛瘀并引血下行；柴胡、香附、枳壳疏肝解郁、开胸行气、健脾调冲任；而当归本身又具养血、润燥，去瘀而不伤阴血之功效。月经中后期以归肾丸加减以益肾固气、养血调经，方中杜仲、菟丝子、紫石英、黄芪温养肾气，填充精血以固冲任、启胞宫；枸杞子、何首乌、当归滋肝肾、养气血；酸枣仁养肝宁心，配黄芪、当归益心脾、资化源、通胞脉。

现代药理研究表明：补肾药可以增加子宫内膜中的雌激素受体，有利于子宫内膜的修复。对于该病的治疗，无论何类型均可加用补肾药，特别对无明显症状的闭经，往往可以取得显著疗效。

## 疏肝和胃汤……治疗闭经溢乳综合征

康幼雯医师（河南许昌市中医医院，邮编：461000）采用疏肝和胃汤治疗闭经溢乳综合征，取得了满意的效果。

## 【绝技妙法】

现代医学认为，闭经溢乳综合征常与垂体病变、药物影响（如长期服用利血平、氯丙嗪、吗啡、口服避孕药等）、产后溢乳、原发性甲状腺功能低下和其他原因〔如甲亢、肾功能不全、支气管癌等均可引起高催乳素（prolactin，PRL）血症〕有关，用溴隐亭治疗副作用大，且费用较高。中医认为应从月经病和溢乳方面探讨病机病因，女子乳头属肝，乳房属胃，月经乳汁均为气血所化生，胃气充养，肝气条达，冲任通畅，则经、乳正常。

## 【常用方药】

疏肝和胃汤功效：疏肝和胃，调和冲任。

**疏肝和胃汤组成**：炒麦芽 90g，白芍、茯苓、莲须各 30g，当归、柴胡各 20g，石菖蒲、丹皮、山栀子各 10g。

加减：如乳房胸肋胀痛甚加玄胡、青皮、枳壳各 9g，川楝子 6g；心烦口干睡眠差者，加丹参、柏子仁、酸枣仁各 10g；经闭不行者加益母草、川牛膝各 30g；如病久气血虚弱，心悸失眠，气短神疲，加炙升麻 6g，黄精 15g；腰膝酸软，加川断、桑寄生、菟丝子各 15g。

服法：上方 1 天 1 剂，水煎 2 次，早晚分服。7 天为 1 疗程。

采用疏肝和胃汤治疗闭经溢乳综合征 48 例，治疗结果，显效：服用 7 剂溢乳减少，经量增多者 39 例。有效：服用 14 剂症状减轻者 9 例，总有效率 100%。

疏肝和胃汤中重用炒麦芽，取疏肝回乳之功，白芍配柴胡加强疏肝解郁之力，白芍与当归相伍，取补肝柔肝、调和冲任之效，茯苓健脾养血，培土疏木，莲须固肾涩精，调和冲任，石菖蒲化痰开窍，且本病病程迁延日久，取菖蒲属从痰治疗。

## 【验案赏析】

杨某，女性，25 岁，未婚，于 1999 年多次发现乳房溢出淡黄色分泌物，黏稠，挤压增多，伴月经量少，周期延长至 50～80 天，于 2000 年 9 月就诊，诉口苦多梦，心烦易怒，尿黄，月经量少，溢乳，痛经，经前乳房胀痛。肛诊：子宫后倾稍小，双侧附件正常，双乳腺发育稍差，未扪及包块，双侧乳头挤出淡黄色黏稠分泌物，面色潮红，舌红，苔白微黄，脉弦数，视野检查及 CT 蝶鞍照片均未见异常，肝功能及 T3、T4 为正常值，PRL49.7μg/L，雌二醇 402.1μmol/L，促卵泡激素 6.8u/L，西医诊断为高泌乳素血症，中医辨证属肝热上逆，冲任失调而溢乳，治以疏肝清热，调和冲任，守上方 6 剂，加丹参、柏子仁各 15g，川牛膝、益母草各 30g，口干及心烦、易怒均减轻，溢乳减少，继用 1 个月，夜梦减少，经前乳房胀痛减轻，月事按时下，复查 PRL9.8μg/L，继守方治疗 1 个月，分别于 3 个月及半年复查 PRL 均在正常范围，双乳无溢乳，月经正常。

【按语】疏肝和胃汤全方药物共奏疏肝和胃，调和冲任之功效，视症状配伍加减，泻实而不伤正，标本兼顾，刚柔相济，故疗效满意。

## 清肝通络法……治疗溢乳闭经

陶佩君医师（安徽蚌埠市中医医院，邮编：233010）运用清肝通络法治疗溢乳闭经，取得了较满意的疗效。

## 【绝技妙法】

闭经伴有溢乳，称为溢乳闭经。为闭经之重症，症情较为复杂，迁延日久，治疗难于速效。月经的调畅，主要取决于冲任二脉的通盛。中医认为乳头属肝，肝藏血，通过疏泄而调节血之盈亏，故治疗溢乳闭经当以疏肝通络为法。现代医学认为：溢乳闭经是由于下丘脑泌乳抑制因子分泌减少，造成泌乳素的增多与促性腺激素的分泌不足而引起异常溢乳与闭经。而中医采用清肝通络并佐以滋肾之品获效，可能与中药促使泌乳素下降，促性腺激素比值正常，卵巢反应恢复有关。

## 【常用方药】

**基本方**：郁金、柴胡、丹参、枳壳、香附、当归、泽兰、川牛膝各 9g，鹿角霜 12g，全瓜蒌 1 个，路路通 6g，甘草 3g。

服法：每日 1 剂，水煎 2 次，早餐前及晚上临睡前半小时各服 1 次。30 天为 1 个疗程，每个疗程之后停药 1 周。

加减：周期性乳胀、乳头痒者，加蒲公英 12g，留行子 10g；纳少便溏者减瓜蒌，加党参、山药各 10g；溲赤便结者加柏子仁、肉苁蓉各 10g。

## 【验案赏析】

吕某，女，31 岁。1992 年 2 月 14 日初诊。闭经 16 个月。婚后 5 年未孕，经量中等，末次月经 1990 年 10 月 7 日。胸胁胀闷痛，腰酸神疲，胃口不佳，乳头常有淡黄色液体溢出，舌淡胖有紫气，苔薄，脉沉细而数。妇检：盆腔大致正常。查：PRL 29μ/L。蝶鞍摄片提示垂体大小正常。尿 17-羟，17-酮类固醇均在正常范围。中医辨证属肝热血滞兼肾虚。治以清肝通络法以益肾，予基本方随证选加益脾肾、通脉络之品。治疗 3 个疗程月经来潮。又连续治疗 2 个疗程，末次月经 1993 年 8 月 8 日，9 月 27 日晨尿早孕检测阳性。1994 年 5 日 20 日分娩一男婴。

## 复方香附贴剂穴位贴敷……治疗原发性痛经

董芬等医师（山东威海市文登中心医院，邮编：264200）采用复方香附贴剂穴位外敷加按摩治疗原发性痛经，取得了良好的治疗效果。

## 【绝技妙法】

原发性痛经多因禀赋虚弱加之经期受寒或肝郁气滞所致。寒湿客于胞宫，经血为寒湿所伤，令气血运行不畅，而致痛经；还可因情志不舒，肝郁气滞，气机不利，血行受阻，经血滞于胞中而致痛经；素体虚弱，精血不足，经行之后血海空虚，胞脉失养，也可致痛经。复方香附贴剂穴位贴敷治疗原发性痛经52例，显效（少腹疼痛消失）39例（占75%），好转（少腹部疼痛明显减轻，全身症状轻微）11例（占21%），无效（少腹部疼痛无缓解，全身症状无改善）2例（占4%），总有效率为96%。

## 【常用方药】

复方香附贴剂制备：香附、月季花、啤酒花、牛膝、当归各100g，共研细末，加食醋调为糊状备用。

用法：于月经前3天，取药糊摊于双层纱布上，分别置于关元穴、曲骨穴、子宫穴，每2～3小时取下贴剂按摩2分钟，贴敷24小时换药1次，5天为1个疗程，连用3个月经周期。

方中香附通利气血，疏泄条达（香附醇提取物有抗炎镇痛作用）；月季花活血调经，消肿解毒。啤酒花能拮抗乙酰胆碱所致的痉挛，直接松弛子宫平滑肌，有较强的解痉作用；牛膝有活血下行之功，可祛瘀止痛；当归既善补血，又活血行滞，散寒止痛。诸药配合，活血化瘀，调经止痛，对原发性痛经有治疗作用。另外，通过穴位局部贴敷及按摩可提高疗效。

## 【验案赏析】

李某，女，18岁，2005年3月10日初诊。痛经3年，行经第1天小腹剧痛，伴呕吐，经多方治疗未见疗效。刻诊：腹痛，面色苍白，大汗淋漓，四肢厥冷，心率80次/min，律齐，血压12.0/7kPa。肌注强痛定50mg，胃复安10mg，静脉输液补充能量、止吐等对症处理，呕吐缓解。嘱下次月经前3天用复方香附贴剂。第1个疗程结束后疼痛减轻，小腹隐痛，全身症状明显改善。3个疗程后，少腹部疼痛消失，仅存下腹部胀感。随访1年未复发。

## 暖宫止痛汤······治疗寒凝血瘀型原发性痛经

江雅杰等医师（天津中医药大学第一附属医院，邮编:300193）采用自拟暖宫止痛汤治疗原发性痛经，疗效满意。

## 【绝技妙法】

祖国医学认为原发性痛经的发病机理在于月经期间受到致病因素的影响，导致冲任瘀阻或寒凝经脉，使气血运行不畅，胞宫经血流通受阻，以致"不通则痛"；或冲任、胞宫失于濡养，"不荣而痛"。临床上以寒凝血瘀型较为多见。治以温经化瘀，理气止痛。故自拟暖宫止痛汤治疗寒凝血瘀型原发性痛经。

自拟暖宫止痛汤有温经止痛、理气化瘀之功，临床疗效满意。40例患者治愈19例，显效14例，有效6例，无效1例。总有效率97.5%。服药1～3个疗程者37例，4个疗程以上者3人。

## 【常用方药】

暖宫止痛汤组成：当归 15g，白芍 15g，川芎 8g，沉香 10g，桂枝 8g，干姜 12g，川楝子 15g，延胡索 15g，细辛 3g，甘草 6g。

服法：水煎服，100ml／次，2次／天。于月经来潮前1周开始服药，持续至月经来潮3天后停药，连服3个月经周期后观察疗效。

方中当归补血活血，调经止痛，善止血虚血瘀之痛，且有散寒功效；白芍养血调经；甘草酸甘化阴，缓急止痛；桂枝温通血脉，散寒祛瘀；干姜温中散寒，回阳通脉；沉香行气止痛，温中止呕；延胡索活血行气止痛效果甚佳；川芎理气行血止痛；细辛散寒止痛。现代中药药理研究证实当归、白芍、延胡索、细辛、川芎中有效成分都有止痛作用，方中诸药合用共奏化瘀、理气止痛之功。

## 铺灸……治疗痛经

章婷婷等医师（甘肃中医学院，邮编：730000）应用辨证铺灸疗法治疗痛经，积累了丰富经验。

## 【绝技妙法】

中医认为"寒为痛经之根"，病机分虚实两大类，实寒为寒邪客于血脉，血液凝滞致痛经；虚寒可因气虚和肾虚导致胞脉失养导致痛经。用鲜生姜泥、艾绒作为铺灸材料，发挥二者温经散寒、温通经络、回阳固脱、消瘀散结、补虚理气之功，为治疗痛经之本。同时借艾绒的火力提高机体对铺灸药物的通透性，艾绒、姜泥将药物覆盖，使药物不易向外挥发，药效直接作用于病所；将药物与姜泥用胶布固定，使药物及灸疗作用持久。

现代研究证明，艾燃烧时，中心温度可达几百度不等，能产生包括红外线在内的特殊的热信号。通过人体穴位对热信号的传递，可振奋经气，并通过经络对脏腑起到特殊的调节作用。铺灸所用药物以理气活血止痛为基本法则，辨证施治。痛经病因多端，但都与瘀有关，瘀血阻滞，不通则痛。选用药物以补肝肾、调经血为主。以上药物针对每型的病因病机，辨证用药施治，起到局部与整体治疗作用。

子宫穴为女子蓄血之处，是痛经经验穴；与小腹部神阙、关元均接近疼痛部位，有局部治疗的作用。盆腔内神经分布主要有交感和副交感神经支配分支，如卵巢神经丛、子宫神经丛、骨盆神经等纵横交错。而这些神经丛中的副交感神经主要来自第 2～4 骶神经及第 1～2 腰神经，所敷背腰部有相应的神经根与动静脉分布，可调节神经血管的功能，药物与灸疗作用直达病所，达到治疗作用。

对于本证依其病机，大致可分五型进行针对性治疗：

（1）气滞血瘀型

临床表现：小腹胀痛，拒按，经量少，胸胁及乳房胀，脉弦。

铺灸材料：①中药散剂，当归、川芎、玄胡索各 50g；益母草、莪术、香附、陈皮、红花、桃仁各 30g；②鲜生姜泥，精制艾绒，胶布。

铺灸部位：部位一：子宫穴（双），小腹部神阙至关元旁开 0.5 寸；部位二：第二腰椎至第二骶后孔的背腰部夹脊穴。

铺灸方法：患者取仰卧位或俯卧位（采取隔日选一个部位交替施灸），经期可灸。先蘸姜汁擦施灸部位，在施灸部均匀撒中药散末覆盖局部皮肤，厚度为 1mm，宽约 5cm。然后把姜泥置于药粉末之上，厚约 0.5cm。再在姜泥之上放置上窄下宽的艾柱，依所灸部位大小，将其顶端点燃，让其均匀燃烧，有温热感以病人自觉舒适为度，待不能忍受其灼热感时去掉燃烧的艾柱，再换新艾柱，一次治疗为三柱。最后去净艾柱，保留药末与姜泥，再以胶布固定。

待没有温热感时（温热感持续时间约为 1 ~ 3 小时，长短因个体差异而不同），去掉所有铺灸材料，灸疗完成。15 次为 1 个周期，每周期结束后休息 1 周，长短 6 个月为 1 疗程。

（2）寒凝胞宫型

临床表现：小腹冷痛喜按，得热痛减，经量少，小便清长，脉沉。

铺灸材料：①中药散剂，当归、川芎、玄胡索各 50g，附子、小茴香、肉桂、吴茱萸各 30g；②鲜生姜泥，精制艾绒，胶布。

铺灸部位、铺灸方法同气滞血瘀型。

（3）寒湿凝滞型

临床表现：临床可见小腹冷痛，按之痛甚，畏冷身痛，苔白腻，脉沉紧。

铺灸材料：①中药散剂，当归、川芎、玄胡索各 50g，白术、续断、红藤、薏苡仁、败酱草各 30g；②鲜生姜泥，精制艾绒，胶布。

铺灸部位、铺灸方法同气滞血瘀型。

（4）气血虚弱型

临床表现：临床可见小腹痛，月经量少，神疲乏力，面色萎黄，食欲不振，舌质淡，脉细弱。

铺灸材料：①中药散剂，当归、川芎、玄胡索各 50g，黄芪、桂枝、生姜各 30g；②鲜生姜泥，精制艾绒，胶布。

铺灸部位、铺灸方法同气滞血瘀型。

（5）肝肾虚损型

临床表现：临床可见小腹绵绵作痛，经色黯淡，量少，头晕，腰酸，脉细弱或沉细。

铺灸材料：①中药散剂，当归、川芎、玄胡索各 50g，香附、杜仲、巴戟天、山药各 30g；②鲜生姜泥，精制艾绒，胶布。

铺灸部位、铺灸方法同气滞血瘀型。

## 【验案赏析】

冯某，女，21岁，学生，2005年11月就诊。主诉：痛经5年余。现病史：患者14岁月经初潮，初期即为痛经，但症较轻，每次月经腹痛时，服用止痛药可止痛。近几个月来，由于学习紧张，每次经前及经期腹部胀痛连及两胁，伴经行不畅，月经色暗，有血块，乳房胀痛，性情急躁，病情加重，服中西药物未能奏效。苔薄白，脉沉弦。诊断：痛经；中医辨证：气滞血瘀型。方法：按上述气滞血瘀型铺灸治疗。治疗1个周期疼痛明显减轻，连续治疗1个疗程，临床症状消失。随访半年未复发。

【按语】铺灸疗法辨证施灸，药物与灸疗作用直达病所，达到治疗作用，方法独特，疗效可靠，治疗过程简单舒适，更易被患者接受。

## 生化汤加味······治疗原发性痛经

蒋丛玉医师（贵州贵阳中医学院一附院，邮编：550002）采用生化汤加味治疗原发性痛经100例，疗效较佳。

## 【绝技妙法】

中医认为引起痛经的主要原因为气血亏虚、肝肾不足、胞宫失养，"不荣则痛，或气滞血瘀"，"不通则痛"；或因气机不畅，血不能随气流通，或久居潮湿之地，经期受寒饮冷，是寒邪客于胞宫之"寒凝而痛"。而生化汤药性偏温，适用于瘀血内阻无热象之痛症，有化瘀生新之效。根据"异病同治"原则，生化汤不单是治产后的良药，凡由瘀血所致的妇科疾患均可用生化汤加减化裁治之。

## 【常用方药】

生化汤基本方：当归 15g，川芎 10g，桃仁 10g，炮姜 6g，炙甘草 3g，香附 10g，白芍 10g，艾叶 10g。

加减：水煎服，每剂服 1～2 天，可随症加减，经前少腹胀痛加路路通 10g，红花 10g；瘀血者加蒲公英、五灵脂各 10g；气郁而痛者加姜黄、木香、槟榔各 10g；寒者加小茴、台乌各 10g，吴茱萸 12g；经期延长加党参、黄芪各 12g；月经过少有块加益母草、鸡血藤各 12g；周期先后不定加泽兰 12g，鸡血藤、月月红各 10g；经后小腹隐痛喜按加党参、黄芪、熟地、生地黄各 10g；经后腰膝酸胀，小腹绵绵作痛加山茱萸、巴戟天各 12g；山药、白芍各 10g；血虚者加鸡血藤 12g，大枣 5 枚，酸枣仁、制首乌各 10g；久病体虚者加兔丝子、续断、桑寄生各 12g。

方中当归甘辛温，入心、脾、肝三经，甘温补脾，益气血生化之源而起补血之效，辛能走窜通经，温能散寒化瘀，故重用为主药；川芎辛温，活血行气，祛瘀治痛；桃仁活血化瘀；炮姜色黑入营，温经止痛；炙甘草助当归补中生气血合而为活血化瘀，温经止痛之剂。加香附、白芍，柔肝止痛，艾叶温中，临症时要结合疼痛发生的时间、部位、性质，结合月经的期、量、色质及兼症、舌、脉、体质状况等辨其寒热虚实，灵活用之方能见效。

本方可促进血液循环，消除血液阻滞，对恢复脏腑组织的功能均有良好的作用，对改善子宫痉挛性收缩有一定的作用，值得推广使用。

口服生化汤加味治疗原发性痛经，疼痛症状缓解为有效，消失为治愈。结果显效 85 例、有效 15 例，总有效率达 100％。

## 中医辨证　治疗痛经

陈淑萍医师（河南漯河市源汇区计生站，邮编：462000）应用中药辨证治疗痛经，取得较为满意的疗效。

### 【绝技妙法】

痛经一症，病因多端，无论是气滞血瘀、风寒湿乘、或是气血虚弱、肝肾亏损，其主要原因是气血运行不畅，导致气滞血瘀，冲任失调。在临床治疗上，针对不同证型拟定不同的治则方药，取得了令人满意的效果，总有效率92.5%。

辨证分型：

（1）气滞血瘀型：症见经前或经期小腹胀痛，拒按，经量少或经期不畅，经血瘀滞，经色紫黯有块，血块排出后痛减，舌质紫黯，脉弦。治宜理气活血化瘀止痛。

（2）风寒湿乘型：症见经前或经期小腹疼痛，按之痛甚，得热痛减，经血量少，色黯红或紫，手足不温，畏寒，苔白润，脉沉紧。治宜散寒利湿，温通血脉。

（3）肝肾亏损型：症见经来色淡量少，质稀薄，经后小腹作痛，腰部酸胀，舌淡红，脉细弱。治宜调补肝肾止痛。

根据辨证分型，笔者拟定于各型的总体方药，再根据患者的具体情况予以加减变化。以3个月经周期为1个疗程，停药3个月经周期判定疗效。治疗期间停服其他任何药物。

### 【常用方药】

（1）气滞血瘀型：药用桃红四物汤合失笑散加减。

处方：桃仁12g，红花9g，当归20g，川芎10g，赤

芍 15g，山楂 20g，蒲黄 12g，五灵脂 12g，香附 15g，甘草
3g。

若兼口苦苔黄为肝郁化热之象，当佐以清泄肝热之品，上方加
栀子 12g，黄芩 12g；若兼胸胁乳房作胀，上方加枳壳 12g，夏枯草
15g；若兼前后二阴坠胀者加川楝子 12g，柴胡 15g；若痛甚而见恶心
呕吐者，为肝气挟冲气犯胃，当佐以和胃降逆之品，上方加吴茱萸
6g，黄连 10g，生姜 9g。

（2）风寒湿乘型：药用温经汤合少腹逐瘀汤加减。

处方：吴茱萸 10g，川芎 10g，桔梗 15g，没药 12g，木
香 12g，当归 15g，党参 15g，桃仁 12g，白芍 15g，干姜
9g，元胡 12g，蒲黄 12g。

（3）气血虚弱型：采用补气健脾养血止痛药物，八珍汤合芍药
甘草汤加减。

处方：当归 15g，熟地黄 15g，川芎 10g，生地黄 15g，
党参 15g，黄芪 20g，炒白术 12g，甘草 3g，白芍 20g。

加减：若伴乳胀胁痛者加川楝子、元胡、小茴香各 12g；若见头
晕、心悸、眠差者加鸡血藤 15g，酸枣仁 12g；若见腰腿酸软者，加
菟丝子 15g，川断 12g，桑寄生 15g。

（4）肝肾亏损型：药用调肝汤加减。

处方：山药 15g，当归 15g，阿胶 10g（烊化），白芍
20g，山茱萸 15g，巴戟天 12g，甘草 3g。

加减：若痛及腰骶者加川断 12g，杜仲 12g；若兼少腹两侧或两
胁胀痛者加川楝子、元胡各 12g。

## 【验案赏析】

刘某某，女，18 岁，学生，2003 年 8 月 20 日初诊。14 岁月
经初潮即腹痛，曾服中药疼痛减轻，近 3～4 个月来，腹痛加重，

月经规律，经血量少而多瘀块，痛甚者伴腰骶酸痛，坠胀，来诊时正值经期第一天，舌质黯红，苔薄黄，脉弦。辨证为气滞血瘀型，用气滞血瘀型方剂加栀子、黄芩各 12g，水煎服，每日 1 剂，服 1 剂后腹痛明显减轻，排经较畅，连服 3 剂。继于月经来前 2 天开始服用上方 5 剂，又连用 2 个月经周期，诸症消失，随访半年无复发。

【按语】该例病案进一步证明了中药辨证治疗痛经是一种安全有效的方法，值得进一步推广。

## 针刺配合耳穴贴压······治疗原发性痛经

黄志刚等医师（福建医科大学附属三明第一医院，邮编：365000）采用针刺配合耳穴贴压治疗气滞血瘀型原发性痛经有非常好的疗效，疗效巩固，且无毒副反应，具有独特的优势。

## 【绝技妙法】

气滞血瘀型痛经在原发性痛经中占有相当大的比例，其主要为妇女在行经期间受到致病因素的影响，导致冲任郁阻或寒凝经脉，气血运行不畅，胞宫经血流通受阻，以致"不通则痛"。故临床治疗以行气活血、温通经脉为法。

治疗方法：

取穴关元、三阴交为主穴，用连续捻转手法使针感向下传导至会阴部，得气后用 6805-2 型电针仪，选断续波通电 30 分钟，强刺激以患者可耐受为度。气滞甚者配太冲，血瘀甚者配血海，小腹痛甚者配气海，伴恶心呕吐者配足三里。耳穴贴压取子宫、卵巢、神门、肾、肝、内分泌、交感等穴位，以 75% 酒精棉球外耳消毒后，用王不留行籽压穴，胶布固定。每穴每次用力按压 10～15 下，每日进行 5～8 次，腹部疼痛剧烈时可随时按压，至耳有微热、发胀感受。2日1次，双耳交替换贴。

关元属任脉，通于胞宫，是足三阴与任脉交会穴，有调气血，通冲任功效；三阴交为脾经穴，又是足三阴经交会穴，有健脾胃，益肝肾，调经带的作用，两穴合用针之可行气活血，化瘀止痛。同时配肝经的输原太冲可疏肝理气；配脾经的血海可调经理血；配任脉的气海可理气止痛；配胃经的合穴足三里可降逆止呕。同时配合耳穴贴压，取子宫为相应部位取穴，以调理气血，行气止痛；取卵巢、内分泌点以调节其功能；取肝、肾可疏肝理气，补后天之不足；取交感以解痉止痛，取神门以镇静止痛。诸耳穴贴压有理气疏经活血，特别是提高痛阈值，产生镇痛的作用，针刺配合耳穴贴压共同达到行气活血的目的，则痛经自除。

## 中药内服外用……治疗原发性痛经

黄　敏医师（贵州人民医院，邮编：550002）拟定活血止痛饮中药内服外用治疗原发性痛经，积累了一定经验。

## 【绝技妙法】

痛经多发生于青少年妇女，她们多因精神紧张，学习压力过大或喜食生冷辛辣之品，感受寒湿之邪，内伤气血，病机不外冲任气血运行不畅，血瘀气滞或寒凝胞中，或气血不足，胞脉失养，不通不荣则痛，治疗上应以调理气血冲任、活血化瘀为主，拟定活血止痛饮治疗本病取得了较满意的疗效,57例患者治愈9例,显效29例,有效15例，无效4例，总有效率92.9%。

## 【常用方药】

（1）中药内服：中医辨证为气滞血瘀型，治疗原则为活血化瘀，方用自拟活血止痛饮加减：红花15g，益母草20g，生地、当归、川芎、皂刺、五灵脂、橘皮各15g，公英、桂枝各10g，炙草6g。加减：①伴小腹冷痛，得热则减加吴茱萸、艾叶各9g，乌药10g；②伴小腹空坠不适，月经量少，色淡，加黄芪30g，党参15g，升麻6g；③伴腰膝酸软，头晕耳鸣，加续断、巴戟天各15g。水煎服，每日1剂，10天1疗程，于月经来潮前10天开始服用。一般需连用2～3个疗程。

（2）中药外用：艾叶、肉桂、小茴各10g，共为末，加入红酒调成糊状，于经前常规消毒神阙穴后外敷于此处，用胶布固定，2天换1次，连用5次为1疗程，痛甚时可用热水袋外敷，可用2～3个疗程。

活血止痛饮中红花、五灵脂、丹参、桃仁活血化瘀，通行血液，益母草、当归、川芎、橘皮、枳实、理气行血，桂枝温通经脉，使气血流通，公英、皂刺清热解毒，消肿散结，白芍缓急止痛，香附疏肝理气，方中诸药共行活血化瘀，行滞止痛之功。

现代医学认为，原发性痛经的发生与行经时子宫内膜释放前列腺素（PGT2a）有关，PGF2a诱发子宫平滑肌收缩，子宫肌层缺血缺氧，产生下腹痉挛性疼痛。据药理研究：益母草能兴奋子宫平滑肌，使子宫不规则自发性收缩变成有规律的收缩，当归对子宫平滑肌具有双向调节作用，其挥发成分有明显镇痛作用。桃仁、红花、川芎、当归具有调节植物神经功能、降低血黏度、增加血流量、扩张血管、改善微循环、达到消炎止痛、调节内分泌作用。

敷脐法属中医外治法，现代医学研究表明，脐部屏障作用较差，脐下无脂肪组织，含丰富的血管，渗透性强，吸收快，有利于药物穿透吸收，三药均能温经散寒通络，通过脐部以弥散穿透进入血液循环，产生全身效应，从而达到治疗目的。同时应嘱患者注意经期卫生，避免过劳及情绪不遂，保持心情舒畅，慎风寒，忌生冷，经期不宜游泳涉水，以免病情复发或加重。

## 【验案赏析】

王某，女性，14岁，2年前月经初潮，2个月一行，每次来潮前出现小腹疼痛，常呻吟不止，时伴恶心呕吐，不能上学，痛若异常。此次又因月经来时，少腹疼痛剧烈，坐卧不安，面色苍白，月经量少，色暗有块，块下痛稍减，舌暗苔白，脉细弦，证属血瘀气滞，宜活血行滞，调经止痛。方用活血止痛饮加减，红花、益母草、生地黄、白芍、丹参各20g，枳实、桃仁、香附、当归、川芎、皂刺、五灵脂、橘皮各15g，公英、桂枝各10g，炙草6g，每日1剂，连用10天。外用小茴香、肉桂、艾叶各10g，共为末，红酒调成糊状，脐部消毒后外敷，胶部固定，热水袋外敷，连用5次疼痛缓解，正常上学，患者第2个月经周期前10天再用上方法治疗，腹痛消失，月经正常，1个月一行，正常上学，随访半年未复发。

## 逍遥散加减……治疗原发性痛经

林乐红等医师(山东威海市环翠区计划生育服务站,邮编:264200)运用逍遥散加味治疗原发性痛经,临床观察疗效满意。

## 【绝技妙法】

原发性痛经中医辨证以肝郁气滞血瘀为多见，逍遥散就是针对主要病因肝郁气滞血瘀而研制的，以疏肝化瘀，养血止痛为基本治则。

运用逍遥散加味治疗原发性痛经60例，痊愈28例（46.67%），显效22例（36.67%），有效7例（11.67%），无效3例（5%），总有效率为95%。其中服药1个疗程获效者21例，服药2个疗程获效者28例，服药3个疗程获效者8例。

## 【常用方药】

逍遥散基本方组成：茯苓、白术各20g，白芍、柴胡各15g，当归10g，甘草5g。

随症加减：小腹两侧刺痛，经血色暗红有块者去当归，加丹皮、栀子、莪术各10g；胁痛乳房胀痛者加郁金10g，香附8g；经血淋漓不畅加桃仁、川芎各10g；腰酸痛者加熟地、菟丝子各10g。

服法：上药煎汤取汁100ml，日2次口服。经前3天服用，服至月经第3天。3个月经周期为1个疗程。

方中以柴胡疏肝解郁，使肝气条达为君药。白芍酸苦微寒，养血敛阴，柔肝缓急；当归甘辛苦温，养血和血且气香可以理气，为血中之气药。当归、芍药与柴胡合用，补肝体而助肝用，使血和则肝和，血充则肝柔，缓急止痛，共为臣药。肝病易传脾，故以白术、茯苓、甘草健脾益气，使气血生化有源，共为佐药。甘草与芍药同用调和气血，善治腹痛，并调和诸药而为佐使药。诸药合用共奏通而不痛、荣而不痛之功。

根据该病具有周期性的特点，治疗时还应注意用药时机，在未出现先兆症状之前投药效果最佳，疗程用足疗效方能显著。如病情顽固难愈，需加服1～2个月经周期。同时经期防护也是治疗中的重要环节，如经期避免剧烈运动，防止过劳，需忌口，注意防寒防潮，以巩固疗效，防止复发。

## 【验案赏析】

患者，女，18岁，2004年3月26日初诊。月经周期规则，周期28～30天，每次行经7天，4年前初潮后不久因与家人生气出现痛经，此后间断出现经期第1、第2天小腹剧痛难忍，甚则肢厥神昏，多次服药后症状虽缓解，但经常复发。本次就诊为月经第1天，经量少，色暗红有血块，小腹痛甚牵掣胸胁乳房发胀，伴心烦易怒，手足心灼热，舌红，苔白微干，脉弦。诊断为气滞血瘀型痛经。拟方如下：当归10g，白芍15g，茯苓20g，白术20g，柴胡15g，甘草5g，郁金10g，香附8g。3剂。服药1剂后痛减，腹胀、乳房胀痛等症状消失，尽剂而痛止，后以逍遥散加减方于每月行经前3天开始服用，连服3个周期，痛经消失，随访1年半未复发。

## 穴位埋线配合艾灸……治疗原发性痛经

毕伟莲副主任医师（辽宁大连医科大学第二临床学院，邮编：116027）应用穴位埋线配合艾灸治疗原发性痛经，总有效率88%，是治疗原发性痛经较为有效的方法。

## 【绝技妙法】

痛经分为原发和继发两种。前者指生殖器官无器质性病变，又称功能性痛经。中医认为，它的发生多由月经期间受寒饮冷，胞宫受寒，气血运行不畅而引起疼痛；或情志不畅，肝郁气滞，血行受阻而引发痛经。

治疗方法：治疗组分别采用穴位埋线和艾条灸的方法。

（1）穴位埋线：穴取17椎下经外奇穴（位于人体后正中线，第五腰椎棘突下）、关元穴（脐下3寸），于月经来潮前一周做穴位埋线治疗。令患者分别仰卧及俯卧于床上，选好穴位做标记，皮肤常规消毒，盖上洞巾，用腰穿针将 2cm 长羊肠线段植于皮下，出针后用无菌纱布覆盖包扎，2 天后取掉，治疗后 2 天内不得洗澡，一周内忌食鱼虾。

（2）艾条灸：穴取双侧至阴、公孙穴，于月经来潮前一周开始至月经结束，用温和的雀啄灸每穴施灸 15min/d，以局部皮肤潮红，患者能耐受为度。

人体 17 椎下位于督脉，关元穴属任脉，二穴一前一后，近于胞宫，采用穴位埋线的方法，刺激量大，起效时间长，对调整子宫的活动状态起重要作用。公孙是脾经的络穴，联络足阳明胃经，又是八脉交会穴，与冲脉相通，而督脉、任脉、冲脉共同起于胞中，与生殖系统关系密切，至阴穴是足太阳膀胱经的井穴，膀胱与肾相表里，肾主生殖与发育，肾精的充盛关系到胞宫的发育和月经的调畅，艾灸至阴穴可以温通经脉，振奋阳气，加灸公孙穴，可以温调脾经、胃经、任脉三条经脉经气，增强温经通络，化瘀止痛的作用。刺激至阴通过激发膀胱经经气，而调整肾经经气，调节阴阳平衡，又可沿肾经循行路线传递所受信息至腹部胞宫，维系和调达胞宫气血，使气血畅通，腹痛得止。

## 【验案赏析】

吴某某，女，20 岁，学生，2003 年 3 月来院就诊。主诉：经期小腹疼痛 3 年。月经每月按时来潮，经期小腹疼痛，连及会阴及腰骶部，经色暗淡夹有血块，经妇科及超声检查，未见生殖器官质性病变。患者面色㿠白，形体消瘦，恶寒，手足不温，舌淡苔薄白，脉沉细。中医诊断为"经行腹痛"，西医诊断为"原发性痛经"。于月经来潮前一周做穴位埋线治疗，并灸至阴、公孙穴各 15 分钟，至月经结束。经过 1 个月治疗，自述症状缓解大半，又经过 2 个月治疗，疼痛消失，面色正常，手足温暖，遂停止治疗，嘱其注意经期保暖，少食生冷，随诊 1 年未见复发。

【按语】穴位埋线配合艾灸是治疗原发性痛经较为有效的方法。

## 通经灵 I 号配合中药热敷小腹……治疗青春期痛经

王革新等医师（广东深圳市福田区中医院，邮编：518034）采用自拟痛经灵 I 号方配合中药热敷小腹，治疗青春期痛经，获满意疗效。

## 【绝技妙法】

经血的运行与肾的关系至为密切，肾为元气之根、冲任之本，肾气充盛，则冲任流通，气血和畅。青春期天癸刚至，任脉始通，肾精尚未达到最盛之时，胞宫冲任失于濡养，以致不荣则痛。加之少女多贪食冷饮，或经行时淋雨涉水等，使寒湿之气侵入冲任二脉，肾督虚损，冲任气血运行不畅，凝滞胞宫发为痛经。笔者遵其原则，对痛经患者在经期腹痛时用痛经灵 I 号以益气活血，温经散寒止痛。同时配合粗盐炒丁香、川椒热敷小腹，取其芳香之物善于走窜，入经脉血络，以发挥其疏通、调和冲任之效。有促进局部血液循环，改善盆腔瘀血症状，见效弥笃，以治其标。

自拟痛经灵 I 号方配合中药热敷小腹，治疗青春期痛经内外结合，标本兼治有温经散寒，调和冲任的功效。疗效好，总有效率91.66%，长期使用无副作用。

## 【常用方药】

痛经灵 I 号方：黄芪 25g，蒲黄 15g，五灵脂（炒）、川芎、

当归各 10g，广木香、元胡各 8g，乌药、小茴香（炒）、肉桂、
炙甘草各 6g，田七末 3g（冲）。

加减：若乳房胀痛者加醋柴胡、郁金各 10g，枳壳 6g；剧呕者
可加煅赭石 20g，或吴茱萸、姜竹茹、半夏各 8g；头痛加白芷 8g；气
滞血瘀型加桃仁、香附各 10g，地鳖虫 6g；寒凝血瘀型加吴茱萸、
炮姜各 15g，桂枝 8g，淫羊藿 10g；血热挟瘀型加赤芍、生地黄、丹
皮各 15g；气血亏虚型加白术、党参各 15g，熟地 20g；肾虚型加杜仲
10g，巴戟天 15g，肉苁蓉 12g。于经前 1 天服用至月经干净。

服法：每日 1 剂，分 2 次温服。

配合中药热敷小腹，即每付中药煎过后的药渣，加川椒 20g，
丁香 10g，用 250g 粗盐炒热至 45℃，倒入 15cm×10cm 大小的布袋里，
热敷小腹 1 小时，每天 1 次。以后按周期调治，经前期上方去蒲黄、
肉桂、元胡，加枳壳、丹参、柴胡。经后期上方去蒲黄、五灵脂、
肉桂，加熟地、菟丝子、肉苁蓉、山药。排卵期上方去田七末、元
胡，加丹参、茺蔚子、桃仁、鸡血藤。

痛经灵方中黄芪补益肾气，广木香、元胡行气止痛，小茴香、
炮姜温经散寒止痛，川芎、田七末、当归活血调经，五灵脂、蒲黄
活血化瘀，甘草缓急止痛。

经后以中医的整体观念为指导，按月经周期用中药序贯疗法调
整以治其本。经前期用疏肝理气活血之品以调畅气机，调和冲任，
疏通经脉。经后期用益气养血温补肾之品，以补肾填精，促进卵泡
发育。排卵期用理气活血之品以促排卵。

## 调冲汤······治疗经前期紧张综合征

庄田畋医师（贵阳中医学院，邮编:550002）自拟调冲汤
治疗经前期紧张综合征，临床疗效显著，较西医运用镇静剂

和激素治疗该症的方法有其明显的优越性。

## 【绝技妙法】

经前期紧张综合征以前称经前期紧张症，是育龄妇女中最常见的症候群之一。其症状出现在妇女月经前 3 ～ 14 天，主要症候表现为：乳房或乳头胀痛、心烦易怒、头晕目眩、头痛、口渴、兴奋激动、失眠或嗜睡、倦怠乏力、胁肋作痛、中脘痞闷、腰背酸楚、浮肿及便溏等，往往数种症状同时出现，严重者可影响妇女的健康与工作。

祖国医学将"经前期紧张综合征"归为"月经前后诸症"，该症辨证重在心肝脾三脏。患者乳房或乳头胀痛、心烦易怒、头晕目眩、头痛、口渴、胁肋作痛等临床症状表明，该症与肝郁气滞、木火偏亢的关系最为密切。而心血不足，神不安藏及脾胃虚弱，运化不健也是主要病机。因此，在治疗上宜以疏肝健脾、养血调冲为法。

自拟调冲汤治疗经前期紧张综合征，从调整机体内在平衡着手，疏肝健脾、养血调冲入手，内服 25 ～ 30 剂为 1 个疗程，全部病例均服药治疗 1 个疗程。总有效率 100%。对有些病例，不但治愈了经前期紧张综合征，同时还治愈了痛经以及不孕症，临床疗效堪称满意，较之西医治疗该症的方法其优越性显而易见。

## 【常用方药】

自拟调冲汤组成：柴胡、香附、郁金各 12g，白梅花9g，白术、茯苓各 15g，当归 10g，丹参、白芍各 12g，菟丝子、墨旱莲、鹿角霜、鳖甲各 15g。

服法：水煎服，日 1 剂，25 ～ 30 剂为 1 个疗程。

## 【验案赏析】

刘某某，女，39岁，干部，2000年5月23日初诊。病史:4个月前因子女教育与家人发生冲突而气恼起病，经前五六天开始恶心、心烦易怒、乳房胀痛、头痛头晕、目眩、失眠多梦、倦怠乏力、腰痛，症状逐渐加重。每逢经前发作，经后逐渐缓解。月经史:周期29天，行经3~4天，血量一般，经行腹痛，末次月经4月28日。就诊时上述症状均已出现。检查:舌淡黯，脉沉细而滑。辨证:肝郁木亢，脾虚不运，冲脉失调。治则:调肝补脾，养血调冲。方用"调冲汤"，药选白梅花9g，当归10g，柴胡、制香俯、郁金、丹参、白芍各12g，白术、茯苓、菟丝子、墨旱莲、鹿角霜、鳖甲各15g。水煎服，每日1剂，连服25剂。6月20日二诊:上方服后，本月症状未出现，舌质淡，苔薄白，脉细。为求服药方便，嘱咐成药乌鸡白凤丸20日巩固疗效。随访半年病情无反复。

【按语】经前期紧张综合征症状出现的时间，正是冲脉满盈的过程，各种症状必出现于经前而消失于经后。因此，笔者认为:经前期紧张综合征是由于冲脉失调所致。自拟调冲汤正是在这种思想指导下组方而成。

## 按摩与针刺结合·····治疗经前期紧张综合征

王　君等医师（北京中日友好医院，邮编:100029）应用按摩配合针刺治疗后疗效明显。

## 【绝技妙法】

在中医理论中并无经前期紧张综合征病名，但根据患者症状一般归于"郁证"、"躁证"，多由心血不足、肝郁气滞及痰浊郁结所致，严重时可影响患者的生活和工作。按摩和针刺结合治疗能通调冲任，以达养心安神、舒肝理气、化痰解郁之功，从而平衡阴阳，调节全身机能。

现代医学认为，经前期紧张综合征是由于排卵后黄体期缩短，孕激素分泌减少，雌激素相对过多所致。另外催乳素排出量增多、卵巢甾体激素比例失调及水钠潴留也可造成经前期紧张征，而这些因素多易引起机体的植物神经功能紊乱。按摩与针刺的配合治疗能够调节植物神经及内分泌的紊乱和失调，从而缓解各种症状和不适。

以养心安神、舒肝解郁、化痰散结为治疗原则。方法是先按摩后针刺。1次／天，5天为1个疗程（经前15天内治疗）。

（1）按摩治疗

头部手法：患者仰卧位，术者端坐于患者头前。①两手拇指交替从印堂至百会直推10～20遍，然后两手拇指分推从印堂、鱼腰、太阳10～20遍；②大鱼际揉头面部5分种；③指揉百会、太阳、睛明、风池各30遍；④拿头部五经3～5遍；⑤头部啄法1分钟；⑥头部撒法（小指尺侧叩击法）1分钟。

腰背部手法：患者俯卧位，术者立于一侧。①用手掌或掌根直推两侧膀胱经和督脉各3～5遍；②腰骶部和背部滚法5～10分钟；③腰骶部和背部拍打法1～2分钟；④患者仰卧位。术者作双下肢盘法，双侧内外盘各5～10次。

手法辨证加减：①心血不足：指揉双侧心俞、肝俞、脾俞、胃俞和肾俞各30遍，小鱼际横擦腰骶部1分钟。②肝郁气滞：掌搓两侧胁肋1分钟，指揉肝俞、太冲和三阴交各30遍。③痰浊郁结：摩腹3分钟，指揉丰隆、阴陵泉和天突各30遍。

（2）针刺治疗（除任、督二脉均为双侧取穴）

常规取穴：太阳，风池，百会，印堂，曲池，合谷，足三里，三阴交。

辨证加减：①心血不足：加血海、神门、气海、关元。②肝郁气滞：加行间、太冲、大陵。③痰浊郁结：加天突、丰隆。手法后进行针刺，留针 15 ~ 30 分钟。调整内分泌的紊乱和失调，从而缓解各种症状和不适。另外，临床发现，恰当的功能锻炼及劳逸结合对本病的治疗有一定帮助。患者还应注意调整饮食结构，补充维生素矿物质，保持良好的情绪。

## 柴胡疏肝散加味······治疗经前期紧张综合征

邵淑霞等医师（河南漯河市中医院，邮编：462000）柴胡疏肝散加味治疗经前期紧张综合征，疗效可靠。

## 【绝技妙法】

从中医辨证分析看，经前期紧张综合征与肝脾两脏尤其是与肝关系密切。加之中年妇女正处在学习工作繁忙的阶段，在社会及家庭中均担负重要责任，易致内伤七情、饮食失节或劳倦，于行经前体内阴血下聚血海。偏于阴血不足之体，阴阳气血在子宫消长变化处于不稳定状态时，受内外环境因素影响或干扰，导致气血阴阳平衡失调，生理机能紊乱，以月经前期出现肝脾、冲脉气机郁滞、气火偏亢病症为特点。

柴胡疏肝散出自《景岳全书》，功能疏肝理气，活血通络。治疗结果：60 例中痊愈 36 例，显效 12 例，好转 9 例，无效 3 例，总有效率 95%。

治疗以柴胡疏肝散为基本方加减化裁。

## 【常用方药】

柴胡疏肝散组成：甘草6g，柴胡、川芎、陈皮各10g，枳壳、当归、合欢皮各15g，白芍、香附各25g。

加减：头痛重加葛根、钩藤；失眠加酸枣仁、柏子仁；乳房、胸胁痛加川楝子、王不留行；烦躁发热、口干苦加牡丹皮、栀子、黄连、麦冬；面部痤疮加夏枯草、连翘、金银花；面浮睑肿加茯苓、车前子、益母草；阴虚加女贞子、枸杞子、生地黄、熟地黄；腰痛加续断、桑寄生。

服法：每日1剂，水煎2次，取汁400ml，早晚分服，于经前7～10天开始服至月经来潮。方中柴胡、香附、枳壳、白芍疏肝解郁，疏通经络为主药；川芎、当归养血活血，理气止痛；陈皮、合欢皮、甘草理气解郁，和胃调中。

## 【验案赏析】

于某，女性，30岁，2005年10月12日初诊。主诉：近1年余，月经后错1周，每至经前10天开始出现烦躁、郁闷、易怒、失眠头痛、乳房肿胀、胸胁胀满、口苦、恶心呃逆、乏力、便秘。曾服谷维素、维生素$B_1$及甲基睾丸素等药治疗，无明显好转，前来我院诊治。诊见：舌质红，苔少，脉弦细。证属肝郁气滞，治以舒肝理气，解郁清热。方药：柴胡10g，白芍25g，当归15g，川芎10g，枳壳15g，香附25g，陈皮10g，合欢皮15g，王不留行15g，牡丹皮15g，栀子10g，黄连6g，甘草6g。3剂后症状明显减轻，5剂后诸症缓解。嘱其经前继服汤药5剂，巩固疗效。

【按语】服用药物的同时嘱其调畅情志，心胸开阔，精神愉快，加强体育锻炼，避免情绪激动，树立战胜疾病的信心，这样才能更有效地防治本病。

## 穴位注射法······治疗经前期紧张综合征

赵百宝医师（山西吕梁卫生学校，邮编：033000）运用穴位注射治疗经前期紧张综合征，效果满意。

## 【绝技妙法】

经前期紧张综合征是妇女在经前期出现的一系列精神和躯体症状，一般可随月经来潮而消失。赵百宝医师运用穴位注射治疗经前期紧张综合征效果满意，总有效率94.2%。

治疗方法：

取穴：足三里、血海、风池、太冲、三阴交。每次取3个穴位（左右交替选用）。

操作：用2ml或5ml注射器吸取黄芪或当归注射液（交替使用）0.5～1ml，穴位处皮肤常规消毒后进针，小幅度快速提插捻转3～5分钟，待得气后回抽无血时，将药液以中等速度注入穴位，快速拔针，用棉球按压针孔1～2分钟。于每次月经来潮前10天开始治疗，隔日1次，月经来潮时停止。2个月为1个疗程。

针刺足三里、血海能补气健脾，养血活血；三阴交是脾、肝、肾三经交会穴，可健脾摄血，补肝益肾，为治疗妇科疾病的要穴；风池能祛风止痛；太冲为肝经原穴，有疏肝解郁、柔肝养血的作用。黄芪甘、温，归肺、脾经，有补气升阳、益气固表、托毒生肌、利水消肿之功；当归甘、辛、温，归肝、心、脾经，既能补血活血，又能止痛，为妇科要药。穴位注射可发挥药物与经络、腧穴的双重作用，使阴阳平衡，冲任和调，诸症自除。

## 【验案赏析】

患者，女，30岁，已婚。平素体虚，3年前生产后，每于行经前即头痛、头昏，经后减轻或消失。来诊时症见：头痛、头晕，以前额、眉棱骨疼痛为主，每次持续7～10天，面色无华，神疲乏力，食少便溏，时有情绪波动，舌淡脉细。诊断：经前期头痛（气血亏虚型）即经前期紧张综合征。治宜益气养血、祛风通络。采用上述方法治疗1个疗程后，症状显著减轻；2个疗程后完全治愈。半年后随访未复发。

【按语】穴位注射治疗经前期紧张综合征效果明显，安全可靠，经济实用，值得临床推广应用。

## 中医辨证……治疗经前期紧张综合征

高　华医师（河南商水县卫生学校附属医院，邮编：450000）中医辨证治疗经前期紧张综合征，取得较好疗效。

## 【绝技妙法】

高华医师依经前期紧张综合征涉及肝、脾、胃、心、肺的观点，将其分为肝郁气滞郁久化火、肝肾阴虚肝阳上亢、阴虚火旺心肾不交、脾失健运水湿停滞、营卫不和肺胃蕴热五型辨治。并提出该病病情复杂多变，治疗应不拘单一证型，灵活权变。

（1）肝郁气滞，郁久化火型，症见：经前乳胀，乳痛，胸胁胀痛，恶心呕逆，烦躁易怒，口苦，手胀，舌质暗红、无苔，脉弦滑。治宜疏肝理气，解郁清热。方用加味逍遥散加减。

处方：牡丹皮10g，炒栀子6g，黄芩12g，橘叶10g，丝瓜络 12g，青陈皮各 10g，郁金 10g，醋柴胡 6g，王不留行 10g。

（2）肝肾阴虚，肝阳上亢型，症见：经前头晕，偏头痛，心烦急躁失眠，腰酸腰痛，耳鸣，口渴口干，手足心热，关节酸痛，血压升高，大便燥结，舌质暗红无苔，脉细弦。治宜滋补肝肾，平肝降逆。

处方：女贞子 15g，墨旱莲 15g，当归 10g，杭白菊 15g，霜桑叶 15g，白芍 20g，白蒺藜 10g，苦丁茶 15g，罗布麻叶 15g，生地黄 10g，珍珠母 15g，生龙骨 15g。

经前癔病发作，重用白芍、石菖蒲、钩藤；经前癫痫，可加用胆南星、天竺黄、贝母、鲜竹沥；头痛加川芎、葛根。

（3）阴虚火旺，心肾不交型，症见：经前易哭，忧郁，健忘，思想不集中，失眠，心动过速，口舌溃疡，口干舌燥，舌边尖质红而无苔，脉细数。治宜养阴清热，交通心肾。方用生脉散、甘麦大枣汤加减。

处方：沙参 15g，麦冬 10g，五味子 10g，远志 10g，大枣 3 枚，炒枣仁 15g，首乌藤 15g，浮小麦 30g，炙甘草 6g。

心动过速可加石斛调节心律；口舌溃疡外用口溃散：青黛 3g，儿茶 3g，玄明粉 1.5g，硼砂 3g，黄连 1.5g，冰片 1g，龟甲 3g。以上药研成细面，外涂。

（4）脾失健运，水湿停滞型，症见：经前面目下肢水肿，倦怠无力，嗜甜食，腹胀，胃脘满闷，大便溏薄，舌质淡嫩、薄白苔，脉沉缓。方用苓桂术甘汤加减。

处方：茯苓 15g，白术 10g，陈皮 10g，防己 10g，猪苓 10g，冬瓜皮 10g，车前子 15g（另包），泽泻 10g。

如湿化热，出现身痒，面起痤疮、皮疹，治宜清热活血化湿。

可用方药：赤芍、白鲜皮、地肤子、紫草、苦参、牡丹皮、白茅根。

（5）营卫不和，肺胃蕴热型，症见：经前发烧，流清涕，打喷嚏，咳嗽，口干咽痛，口渴，舌质红，苔薄白，脉浮滑数。治宜清热解毒，调和营卫。

处方：野菊花 15g，连翘 15g，薄荷 6g，金银花 15g，芦根 30g，黄芩 12g，青黛 10g，儿茶 6g。

初期发热可用柴胡注射液；经前气管炎加用知母、百部、桑白皮。

## 舒肝解郁汤加味······调治经前期紧张综合征

李松林医师（济南军区青岛第一疗养院，邮编：266071）舒肝解郁汤加味调治经前期紧张综合征，疗效满意。

## 【绝技妙法】

在临床工作中，经前期紧张综合征往往不被重视，原因是经前不适并不严重，一般在经来后即使不服药亦能减轻。二是害羞不愿就诊，尤其是未婚者。临床观察发现，青壮年妇女中发病率较高，且种种症状使妇女遭受痛苦，轻者虽可从事工作，但注意力不集中，工作效率低；重者须休息，影响工作，影响家庭生活。三是本病亦与不孕和乳腺病有关，故应引起重视，积极治疗。

肝为将军之官，性喜条达。然妇女以血为本，以气为用，具有血不足、气有余的特点，加之受情志影响，致肝郁气滞，疏泄失常，横逆犯胃，故见乳房胀痛等一系列经前期紧张综合征。

自拟舒肝解郁汤加味调治本病，取得了较好的疗效。全部病例均以自拟之舒肝解郁汤加减治疗，在经前 1 周左右开始服用本方，日 1 剂，服到经至后停用，3 个月经周期为 1 个疗程。

## 【常用方药】

舒肝解郁汤组成：香附10g，郁金10g，白术10g，乌药10g，陈皮6g，路路通10g，合欢皮12g，炙甘草5g，枳壳10g，当归10g。

服法：水煎服，每次150ml，每日2次，饭后服。

加减：乳胀结节有块加王不留行、炮穿山甲；乳胀有块、灼热感加海藻、昆布、蒲公英、栀子、川楝子；口干口苦，心烦不宁加川黄连、酸枣仁、麦门冬、龙骨；风疹瘙痒去白术，加白鲜皮、乌梅、防风、黄芩；面部痤疮去白术，加夏枯草、大黄、连翘、金银花；腹胀隐痛加炒艾叶、泽兰；疲乏嗜睡加党参、大枣；小腹吊痛、带多加白头翁、车前子、黄柏、土茯苓；面浮睑肿加茯苓、山药、车前子；阴虚加女贞子、熟地黄、枸杞子；阳虚加淫羊藿、鹿角胶、肉桂等。

方中香附乃理气调经之妇科良药，同郁金、合欢皮合用理气解郁，郁金又能活血消胀；白术、陈皮、枳壳健脾理气和胃，以增食欲；路路通疏通经络，乌药香窜散气，二药消胀止痛；更以当归养血活血调经。全方疏肝解郁，疏通经络，理气止痛，养血调经，健脾和胃。同时要嘱患者注意修身养性，心胸开阔，精神愉快。炮穿山甲一药，对乳房结节有块胀痛颇有效，若研末每服1～2g，效果比汤药更佳。

## 舒肝调冲润络汤······治疗经行乳胀

叶云生等医师（浙江武义县中医院，邮编：321200）自拟舒肝调冲润络汤治疗该病，疗效满意。

## 【绝技妙法】

经行乳胀是指临经或经期出现乳房胀痛或乳头胀痒疼痛，甚者不能触衣的病证，是妇科的常见症状，严重地影响了妇女的身心健康。该病与肝和冲任关系密切。经行乳胀古文献报道甚少，究其缘由以其发病部位特殊有关，即或痛楚亦羞而不言；或因该病虽痛苦不堪但多在经前发作，经行后即消失而被忽略。但从临床上看，本病不只影响妇女的身心健康，甚者往往成为部分患者影响生育的主要原因，故当加以重视。

叶云生等医师认为该病的发现并不难，只要在问诊中添加片语便有助于诊断。乳房为肝经所循之所，冲任之脉所连之处。肝藏血与疏泄功能调节血海之充盈有常，调节着月经的正常有序，经行之通畅。故有"女主冲任，女子以肝为先天"之说。故主张以舒肝调冲润络的方法治疗，疗程短、疗效佳。

## 【常用方药】

舒肝调冲润络汤组成：当归、赤芍、白芍、制香附、川楝子、全瓜蒌、王不留行各9g，皂角针6g，穿山甲（炮）、炙甘草各3g。

加减：如见乳头痒甚加蒲公英12g；乳房胀痛伴有结节和灼热感加生牡蛎15g，浙贝母9g；兼有腰部疼痛加杜仲、桑寄生各9g；兼有白带量多加白英、椿根皮各12g；兼见少腹掣痛加红藤、败酱草各15g。

用法：本方为汤剂，水煎服，二煎，每日1剂，饭后服用。于经前3天开始服或乳胀始觉之日起服用。每月5剂，连续用药3个月后评定疗效结果。

禁忌：服药期间忌食辛辣煿炙油腻腥臊之物；保持心情舒畅，

忌恼怒；避风寒，勿着凉淋雨；慎起居，勿作劳。

叶云生等医师所拟的舒肝调冲润络汤之香附、川楝子、皂角刺行气舒肝郁而无劫伐之弊；当归、炙甘草补肝脾、养气血，使冲任之脉以自调；白芍与甘草酸甘化阴以资生化之源，又可缓急止痛，使肝血旺而冲任脉强健；全瓜蒌宽胸下气、化痰散结，专施胸乳之痰结，赤芍凉血散血可阻痰血互结，又加王不留行，痰瘀并治。诸药合用舒肝气、调冲任、润乳络，使肝郁之气得舒，冲任之脉调和，乳络得以通畅，乳胀乳痛自愈。

## 疏肝调冲汤……治疗经前乳胀症

余金木等医师（浙江桐庐县横村镇中心卫生院，邮编：311500）运用自拟疏肝调冲汤加减治疗经前乳胀症患者，疗效满意。

## 【绝技妙法】

经前乳胀症多见于中青年女性，临床以经前乳房胀痛或有触痛性结节，并伴随月经周期反复发作，经后逐渐消失为主要特征。

中医认为本病与肝经密切相关，肝经循胁肋，过乳头；肝藏血，主疏泄，冲脉隶于阳明而附于肝，其成因为情志抑郁、恼怒忧思，或经期产后暴怒忧郁以致肝失条达冲和之性，肝郁气机不利，血行欠畅引起，故治疗原则宜以疏肝解郁，活血调冲为主，使气血冲和则病自愈。若经后肿痛不消失，须与乳腺病相鉴别。故本病宜早期及时治疗，若迁延日久，可转化为乳腺病，甚至为乳腺癌。

余金木、余威平医师对本病的治疗积累一定的经验，自拟疏肝调冲汤加减治疗 70 例患者，痊愈 60 例，有效 10 例。其中有 2 例 5 天后仍发生乳胀痛现象，较长时期未及时治疗，诊疗时乳房结节硬块，经后肿块不消退，属乳腺病，送上级医院手术治疗组织活检为乳腺癌。

## 【常用方药】

疏肝调冲汤组成：软柴胡6g，炒白芍12g，制香附10g，广郁金10g，当归10g，金铃子10g，延胡索10g，红花6g，丝瓜络10g，白梅花6g，玫瑰花6g。

加减：乳房结块胀满者加橘核、橘络、路路通，结节较硬者加炮山甲、王不留行子、皂角刺，恶心呕吐者加旋复花、赭石，肝郁化火烦躁易怒者加焦山栀、焙丹皮、夏枯草，肾虚腰痛者加杜仲、川断、巴戟天，带下量多黏稠者加臭椿皮、白鸡冠花。

服法：每日1剂，水煎分2次服，行经后15天开始服至经行停止，15天为1个疗程，可连服3个疗程。

## 消胀饮……治疗经前乳胀

李 蕴医师（江苏省盐城化纤集团卫生所，邮编:224002）应用自拟消胀饮治疗经前乳胀，取得较满意疗效。

## 【绝技妙法】

经前乳胀主要病机是肝气郁结或肝胃气滞，也有因肝肾阴虚，冲任失调而致。临床以实证为多，虚证较少（多为虚中夹实）。治宜以疏肝理气为主，兼和胃消滞，活血化瘀通络。经前乳胀虽肝胃气滞为多，但患者大多由经、孕、产、乳屡伤精血；或因后天失养，房室不节；或因忧思及恼怒，抑郁寡欢，日久伤肾，肾气损伤，冲任失调，气机郁结循经上逆导致乳房胀痛。另外，尚有辨证确属肝郁气滞，而用疏肝方药无效者，此乃王旭高《西溪书屋夜话录》中所言："疏肝不应必是血络中瘀滞"、"疏肝不应当用柔肝"。

肝为刚脏体阴而用阳，主升，恶抑郁。忧思郁怒，抑郁不欢，则肝郁不达，气机失畅，气滞血瘀而冲任两脉失于条达，乳络阻塞，乳房失养，不通则痛而引起经行乳房胀痛，甚者波及胸、胁致苦满疼痛不已。

消胀饮具有疏肝解郁、滋肾柔肝、活血化瘀、通络止痛之功，使肾气充足，精血旺盛，肝体得养，冲任气血通调，乳胀痛自消。应用自拟消胀饮治疗经前乳胀，总有效率97.7%。疗效标准痊愈：症状消失，1年后随访未见复发；显效：症状消失，半年内有复发；好转：治疗后症状减轻，但结节未消除；无效：经治3个疗程，乳胀痛未见好转。

## 【常用方药】

消胀饮组成：柴胡6g，当归10g，醋香附9g，橘核5g，枳壳6g，合欢皮9g，延胡索9g，红花59。

加减：乳房胀硬、结节成块者加路路通、娑罗子；心烦易怒、口苦口干者加牡丹皮、栀子、夏枯草；腰膝酸软、两目干涩、五心烦热、舌红少苔加生地黄、枸杞子、麦门冬；腹胀、食欲不振者加鸡内金、陈皮、茯苓。

用法：经前1周开始服用，每日1剂，水煎2遍取汁，早、晚分服，连服3~5剂。连续治疗3个月经周期为1个疗程。

方中当归、红花养血活血祛瘀，与柴胡配伍疏肝、养肝并用，使肝气得疏，肝血得补；醋香附、合欢皮、枳壳以助疏肝解郁，和胃消滞；选加延胡索、橘核通经络，消肿块除胀痛。诸药合用，共奏疏肝解郁、养血柔肝、活血祛瘀、和胃通络、散结止痛之功。

## 逍遥散加味……治疗经行乳胀

沈慧琴等医师（湖北黄梅县人民医院，邮编：435500）采用逍遥散加味治疗经行乳胀，疗效满意。

## 【绝技妙法】

经行乳胀是指每届经前 3～7 天，或正值经期，出现两乳胀硬疼痛，连及胸胁，甚至不能触衣，经行或经净后乳胀消失，下次经前重复发作，是临床多见的妇科病。经行乳胀病机为肝失条达，如灵枢《经脉篇》指出：足厥阴肝经的循行部位是循股阴，入毛中，过阴器，抵小腹，挟胃，属肝，络胆，上贯膈，布肋胁。由此可见胸胁乳房为肝经所布之处，而肝为将军之官，性喜条达而恶抑郁，如受情志刺激，则气郁滞留，难于疏泄。经前或正值经期时冲脉血盛，冲脉隶于阳明而附于肝，肝气郁而不达，血行不畅则致经行乳胀，因此治宜疏肝理气。

## 【常用方药】

加味逍遥散组成：当归 12g，白芍 12g，香附 12g，郁金 12g，茯苓 6g，白术 6g，甘草 6g，柴胡 8g，枳壳 8g，川芎 9g。

若腹痛者加五灵脂 10g，玄胡 10g；乳房胀硬、结节成块者加路路通 10g，橘叶 6g，王不留行 10g；胸胁痛者加川楝子 12g。经前 1 周用药，持续至行经第 1 天为止，每日 1 剂，早、午、晚水煎温服，每个月经周期用药为 1 个疗程。

逍遥散加味方中柴胡、香附均能疏肝理气，且香附能理气调经，为妇科要药；郁金理气解郁，活血消胀；川芎利血中之气；路路通、橘叶理气通络散结；白芍、甘草缓急止痛；辅以茯苓、白术健脾和胃。诸药合用，舒肝解郁，疏通经络，健脾和胃，故可取得较满意疗效。

## 【验案赏析】

梅某某，28岁。2003年8月初诊。患者主诉近2年每届经前1周，出现两乳胀硬疼痛，不能触衣，有时有结块，胸闷胁痛，食欲不振，一般于行经第2或第3日后以上诸症均消失，而于下次行经前1周又复发作，月月如此。诊见：双侧乳房可触及多个小结块，有触痛，质软，边界清楚，推之可动，舌苔薄黄，脉细弦。治宜疏肝解郁，健脾和胃。药用当归10g，白芍12g，柴胡8g，茯苓6g，白术6g，甘草6g，制香附12g，郁金12g，川芎9g，路路通10g，橘叶6g，王不留行10g，川楝子12g。水煎分3次温服，每日1剂。患者服药1个疗程，乳房胀痛减轻，2个疗程乳房胀痛消失。

## 自拟乳胀消方······治疗经行乳房胀痛

黄洁等医师（广东深圳市人民医院、暨南大学第二临床医学院，邮编：518020）

## 【绝技妙法】

中医认为经行乳房胀痛是由肝郁气滞，脉络不畅，或肝肾阴虚，脉络失养，以致经前、经后或经行期间出现乳房胀痛或乳头胀痛作痒，甚至不能触衣的病症。肝郁证发病率较高，尤其是女性患者较多，在肝郁证的治疗方面，中医药具有长足的优势。

由于经行乳房胀痛的病机主要是肝气郁滞，乳房是足厥阴肝经所循行部位；其次是肾虚，肾精血虚不能养肝，肝郁化火所致。因此治疗应抓住疏肝理气为本，兼及补肾养肝和清肝泻火为辅。

自拟乳胀消方治疗 50 例经行乳房胀痛患者，经过 5 个月经周期（即月经前 1 周至月经干净止），痊愈（乳房胀痛消失，无周期发作）36 例，占 72%；好转（乳房胀痛减轻、或症状消失，3 个月经周期内又发作）12 例，占 24%；未愈（行经期乳房胀痛无变化）2 例，占 4%，总有效率 96%。

## 【 常用方药 】

自拟乳胀消方组成：当归 10g，白芍 10g，柴胡 10g，青皮 10g，制香附 10g，橘核 15g，夏枯草 10g，丹参 15g，益母草 10g，泽兰 10g，熟地黄 15g，山茱萸 10g，沙苑子 15g，丹皮 10g，山栀 10g。

服法：每日 1 剂，水煎 2 服。

自拟乳胀消方中当归、白芍养血柔肝；柴胡、青皮、制香附疏肝理气，行滞解郁；夏枯草、橘核疏肝理气，消胀止痛；丹参、益母草或泽兰，（少女用泽兰，已婚已育者用益母草）活血调经；熟地黄、山茱萸、沙苑子补肾养肝；丹皮、山栀清肝泻火，合方组成，切中病机，药证相合，故取效明显。

## 【 验案赏析 】

案 1：王某，女，16 岁，学生。11 岁初潮。2003 年 5 月 10 日，因学校开运动会时被雨淋，适逢月经将至，晚上感到怕冷、身重头痛、打喷嚏，虽服药后症状有所减轻，但精神疲倦、嗜睡。第二天上课迟到被批评，心中不悦，感到腰酸，小腹坠胀，两乳头胀痛，烦躁。舌质红、苔薄白，脉浮弦。B 超报告：两乳正常、无增生、无包块。诊为经前乳房胀痛。法以养血疏肝，理气解郁为治，投自拟乳胀消方：当归 1g，白芍 10g，柴胡 10g，青皮 10g，制香附 10g，橘核 15g，夏枯草 10g，丹参 15g，泽兰 10g，山栀 6g。每日 1 剂，水煎两服。

3 剂后，乳房胀痛若失。追访半年，经期前后无乳房胀痛。

案 2: 林某，女，25 岁，未婚，有性生活史，曾做人流 2 次。2003 年 9 月 12 日就诊，诉左乳胀硬，乳头痛，不可近手，触之更痛。月经不调，经前左乳胀硬疼痛，月经量少，色暗。有小血块，眼干涩，腰酸，白带稀如豆浆，畏寒，舌淡苔白，脉弦紧。B 超报告：两乳腺管增粗，无包块。诊为经行乳房胀痛症。辨证为肝郁肾虚，治以滋肾养肝、理气消胀，投以自拟乳胀消方：当归 10g，白芍 10g，熟地黄 10g，山茱萸 10g，沙苑子 15g，柴胡 10g，青皮 10g，橘核 15g，夏枯草 10g，制香附 10g，丹参 15g，益母草 10g。水煎 2 服，每日 1 剂。服 3 剂后乳胀见轻，但寐差；又 3 剂月经来潮，经净乳胀消，但仍腰酸，畏寒，两眼干涩，白带清稀。改用养血调经、滋补肝肾的四物汤加杜仲、续断、桑寄生、白术、菟丝子为治，服至经前 1 周。乳房又现胀痛发硬，乳头痒痛，但程度有所减轻，再以自拟乳胀消方服至月经干净为止。然后又续服上述四物加味方。如是治疗 2 个月后，腰酸除，两眼不干涩，白带减少。第三个月经周期前，乳房胀痛发硬明显减轻，乳头不痒不痛，嘱其每次月经前 1 周开始服乳胀消方，到月经干净止。半年后月经正常，乳房不胀不痛，B 超报告两乳正常。

【按语】经行乳房胀痛应排除乳房实质性肿块，如乳腺增生、乳腺纤维瘤、乳腺肿块等。可通过红外线扫描、B 超、X 线钼靶等检查排外，在临床上也可以鉴别，一般来说，经行乳房胀痛是在月经前后发生，触诊无包块，经后胀痛消失。而乳房肿块引起胀痛是平时亦有，但经期前后胀痛更明显，经后胀痛不消失，触之有包块。2 例未愈患者，经 B 超检查合并有乳腺增生等疾病，但在此方基础上酌加山慈姑、猫爪草、浙贝母、路路通治疗亦有效。

## 辨证分型 论治经期头痛

施晓云医师（江苏南通市任港医院，邮编：226005）运用中医辨证分型治疗经期头痛，积累了丰富经验。

## 【绝技妙法】

经行头痛的发作均与月经有关，痛的时间有在经前、有在经后，其病因有因瘀血阻络，有因肾亏肝旺，有因阴血亏虚。证有虚实，故治法有别。

血瘀头痛，其痛在经前，头痛固定不移，如锥如刺，如经行不爽，头痛加剧，经行畅通，则头痛减轻，舌有瘀斑，脉细或细涩。治当侧重祛瘀通络，以桃仁、红花、赤芍、川芎、丹参等活血祛瘀，加用全蝎、蜈蚣等虫类药物搜逐血络，宣通阳气。

肾亏肝旺头痛，其痛在经前，头痛而眩，腰痛酸软，心烦易怒，两乳胀痛，耳鸣少寐，苔薄黄，脉弦有力。治以滋肾平肝潜阳为主，以生地黄、何首乌、枸杞子滋肾；天麻、钩藤、石决明平肝潜阳；黄芩、山栀清肝火；牛膝、杜仲、桑寄生补肝肾；夜交藤、茯神养血安神。

阴血亏虚之头痛，其痛在经后，为空痛，经量一多则经后头痛更甚，头痛而晕，心烦不宁，神疲乏力，面色㿠白，舌质淡白，脉细。以熟地黄、山茱萸、山药、枸杞子、杜仲滋补肝肾之阴，人参、当归气血双补，脑髓脉络得以濡养，而头痛缓解。同为经期头痛，治各有别，都能取得较好的疗效，关键在于审证求因，辨证施治。

## 【常用方药】

（1）血瘀头痛，方用桃红四物汤加减：桃仁12g，红花12g，当归15g，川芎15g，赤芍15g，生地黄15g，丹参

15g，全蝎 6g，蜈蚣 6g。

（2）肾虚肝旺，方用天麻钩藤饮：生地黄 15g，何首乌 15g，枸杞子 15g，天麻 15g，钩藤 15g，石决明 20g，桑寄生 15g，杜仲 15g，牛膝 15g，山栀 12g，黄芩 12g，茯苓 15g，夜交藤 30g。

（3）阴血亏虚，方用大补元煎加减：熟地黄 15g，山茱萸 12g，山药 15g，枸杞子 12g，当归 12g，杜仲 15g，人参 15g，甘草 5g。

服法：上方均每日 1 剂，水煎服，治疗 10 ～ 15 天观察疗效。

施晓云医师应用上述辨证分型治疗经行头痛患者 60 例，显效（头痛消失，停药半年内无复发）45 例（占 75.0%）；有效（头痛减轻或间隙时间延长）10 例（占 16.7%）；无效（头痛无明显好转）5 例（占 8.3%）。总有效率 91.7%。

## 当归四逆汤······治疗经期头痛

林珍莲医师（浙江温岭市第一人民医院，邮编：317500）运用当归四逆汤治疗经期头痛，疗效显著。

## 【绝技妙法】

林珍莲医师认为妇人经期产后，气血虚弱，营卫不固，易被寒邪所乘，寒邪阻滞清窍，脉络不通，瘀血内停，每逢经行则触动瘀血，不通则痛。

当归四逆汤出自《伤寒论》，是治疗"手足厥寒，脉细欲绝"的主方。因其具有和厥阴以散寒邪、调营卫以通阳气的功效，与本病病机吻合，且标本兼顾，故移用治疗本病获得良好疗效。

疗效标准：当归四逆汤服药后头痛止，伴随症状消失，半年后无复发为痊愈;服药后头痛基本消失,伴随症状减轻,半年后无加重为显效;服药后头痛及伴随症状无改善为无效。痊愈78例,显效16例,无效6例。有效率达94.0%。痊愈病例中,服药1个疗程者30例,2个疗程者37例,3个疗程者11例。

## 【常用方药】

当归四逆汤加牛膝为基本方:当归、白芍各9g,桂枝、通草各6g,甘草、细辛各3g,牛膝12g,大枣7枚。

加减:巅顶痛重者加吴茱萸6g,颞部痛甚者加蔓荆子10g,呕吐者加竹茹6g,经量多而头昏乏力者加黄芪、仙鹤草各12g。

服法:水煎服,日1剂。经前3日开始服用,至头痛减轻或消失停药。一般以5~6剂为1个疗程,服用3个月经周期后观察疗效。

## 【验案赏析】

林某某,29岁。1995年5月14日就诊。自诉2年来每逢经期头痛如裂,以前额颞部为主,疼痛剧烈时伴呕吐,吐后则头痛减轻,不思饮食,需卧床休息,服止痛药,经量中等,有小瘀块。舌淡红、苔薄白,脉弦细。证属寒凝血瘀,不通则痛,治宜温经散寒、活血通窍。方用当归四逆汤加减:当归10g,桂枝、通草、蔓荆子、川芎、竹茹各6g,白芍、牛膝各12g,甘草、细辛各3g。服药3剂,头痛止。复诊以前方去细辛、通草,加阿胶(烊化)10g,续服3剂。嘱下一月经周期前再服原方5剂。共治疗3个疗程,病告痊愈。随访1年,未见复发。

【按语】经期头痛是妇女常见而多发的疾病,近年来就诊患者有所增多,当归四逆汤治疗有疗效,值得临床应用。

## 疏肝解郁汤……治疗经期肝郁头痛

陈黎明等医师（云南省中医中药研究所，邮编：650223）运用疏肝解郁汤治疗妇女经期肝郁头痛，效果良好。

### 【绝技妙法】

经期肝郁头痛，临床表现以月经前头顶部及前额部疼痛，多呈闷痛、胀痛或跳痛，伴头晕，乏力，精神抑郁，心烦易怒，均有月经不调，多后推，量少，色黑，有血块，舌淡红，苔薄白或黄，脉弦。

陈黎明医师认为经期头痛多与肝郁气滞、肝肾阴血不足、肝经气血失调有关。古人有"女子以肝为先天"之说。冲为血海，任主胞胎，冲任又隶属肝肾。肝之功能主要表现为调节气血、情绪以及冲任、月经等。肝气郁结，气血逆乱，瘀阻冲任，病滞于下，气逆于上，脑府血络痹阻，故见经期头痛，治宜疏肝理气、活血通经、平肝止痛。正如《女科仙方》中所说："夫肝属木，其中有火，疏则通畅，郁则不扬则抑拂其气而疼"。

### 【常用方药】

疏肝解郁汤功效：疏肝解郁，调经止痛。

疏肝解郁汤组成：炒柴胡 10g，杭芍 10g，白术 10g，茯苓 30g，陈皮 10g，夏枯草 15g，刺蒺藜 15g，当归 10g，香附 10g，蔓荆子 15g，寄生 15g，续断 15g，枸杞 15g，甘草 10g。

加减：经前及经期头痛者，重用川芎 30～40g，并加益母草 15g，红花 10g；经后头痛者，加黄芪 30g，熟地黄 20g；肝阳上亢，眩晕、恶心明显者，加钩藤、菊花各 15g；肝经郁热，心烦易怒者，加栀子 15g，丹皮 10g；脾虚有纳差、腹泻者去当归，加扁豆 30g，山药 15g，党参 20g；兼有脾虚夹湿，腹胀，纳差，大便溏，去杭芍、当归，加苍术 15g，厚朴 10g，神曲 20g。

服法：以上方药水煎 3 次，混匀约 600ml，分 3 次内服，1 日 1 剂。经前经后均可服用，连服 2 周为 1 个疗程，可服用 2 ~ 3 个疗程。

疏肝解郁汤方中当归、杭芍补血调经，柴胡、香附、夏枯草、刺蒺藜疏肝解郁，清肝火，白术、茯苓、陈皮健脾抑木，寄生、续断、枸杞子补益肝肾之阴，甘草缓急止痛，调和诸药。

## 理气活血汤……治疗经期头痛

王林静医师（河南鹤壁市第一人民医院，邮编：458000）采用自拟理气活血汤治疗经期头痛，总有效率 97.06%。

### 【绝技妙法】

经期头痛之病多与肝经气血失调有关。古人有"女子以肝为先天"之说。冲为血海，任主胞胎，冲任又隶属肝肾。肝之功能主要表现为调节气血、情绪以及冲任、月经等。肝气郁结，气血逆乱，瘀阻冲任，病滞于下，气逆于上，脑府血络痹阻，故见经期头痛，治宜疏肝理气、活血通经、平肝降逆。

### 【常用方药】

自拟理气活血汤功效：疏肝理气、活血通经、平肝降逆。

自拟理气活血汤组成：柴胡、地龙、延胡索、香附、当归、白芷各 15g，桃仁、全蝎、天麻各 10g，白芍、川芎、丹参、龙骨、牡蛎各 20g。

加减：经前及经期头痛者，重用川芎 30 ~ 40g，并加益母草

15g,红花10g;经后头痛者,加黄芪30g,熟地黄20g;肝阳上亢,眩晕、恶心明显者,加钩藤、菊花各15g;肝经郁热,心烦易怒者,加栀子15g,丹皮10g。

服法:水煎服,每日1剂。经前7天开始服用,一般7~10剂为1个疗程。

自拟理气活血汤中柴胡、香附疏肝理气;川芎、桃仁、丹参、当归活血化瘀;白芍养血柔肝;全蝎、地龙平肝重镇;白芷祛风止痛;延胡索活血止痛。诸药共奏疏肝理气、活血通经、平肝降逆之功。经前及经期头痛者,多为瘀血明显,故重用川芎,加益母草、红花以增强活血之力;经后头痛者,多为血海空虚、清空失养所致,故重用黄芪、熟地以补气养血。

## 【验案赏析】

耿某,女,36岁。2000年4月23日初诊。头痛4年余,反复发作,近半年来加重,每于月经来潮前3天左右头痛剧作,经行而痛减,经净而痛止。月经周期尚准,经量一般,经色紫暗有块;伴见心烦易怒,失眠多梦,舌红少苔,脉弦细。辨证为肝郁化热,瘀血阻络,治宜疏肝清热、活血通络、调经止痛。按照以往规律,10天之后月经将至,故于2天后开始服用本方加减:柴胡、香附、白芷、栀子、红花各15g,桃仁、全蝎、天麻各10g,白芍、丹参、地龙、延胡索各20g,川芎、龙骨、牡蛎、炒枣仁各30g。水煎服,每日1剂。共服药10剂,5月3日月经来潮,头痛未作。随访7个月,头痛未复发。

【按语】由于王林静医师自拟理气活血汤的功效与经期头痛的机理相符,故随症加减,常常效如桴鼓。

## 安神止痛散配针灸……治疗经期头痛

章年妍医师（广东顺德市中西医结合医院，邮编:528300）采用自拟安神止痛散并配合针灸治疗经期头痛，总有效率达96%，表明中药配针灸有扶正固本和安神止痛的作用。

## 【绝技妙法】

经期头痛的患者，以经产妇为多，这类病人多因产后体虚、脾胃虚弱，生化不足，或失血之后，营血亏虚，不能上荣脑髓脉络而致头痛，证属气血虚弱型。

本人自拟的安神止痛散，既可以补虚又能止痛，治疗经期头痛，总有效率达96%。

治疗方法：

（1）中药治疗,安神止痛散加减：远志5g,石菖蒲、白芍、五味子、白蒺藜、蔓荆子、川芎各10g,茯苓15g,川乌8g。水煎服,每日1剂。偏于血虚者，加当归、熟地、何首乌、阿胶、大枣、黄精等；偏于气虚者，加北黄芪、党参、白术、淮山药等；伴有血瘀者，加益母草、郁金、桃仁、红花等；有气滞者,加枳壳、香附；有痰浊者,加法半夏、陈皮；若挟风寒者，去白芍、五味子、加细辛、干姜、白芷、羌活、独活等；若挟风热者，去白芍、五味子，加菊花、钩藤、僵蚕、葛根等。

（2）针灸治疗

取穴：风池（双）、风府、哑门、百会、印堂、太阳（双）、阿是穴。虚证用补法，虚实挟杂者用先补后泻法。针刺手法:1寸或2寸毫针刺入1/2或1寸，印堂及百会穴平刺，风府穴及风池穴应向下颌方向极慢刺入，不可向上斜刺及深刺，每天1次，每次留针

15～20分钟，每10次为1个疗程。虚寒证用艾条悬灸，每穴5分钟，每天1次，每5次为1个疗程。

自拟的安神止痛散中远志芳香清冽，宁心安神，石菖蒲利气通窍，活血止痛，二药伍用，益肾健脑，开窍启闭安神，茯苓抱木心而生，善走心经宁心安神。

现代医学研究显示，远志、石菖蒲、茯苓有镇静作用，其中石菖蒲、远志有催眠作用，心神宁、睡眠安，则头痛可减轻，蔓荆子、白蒺藜、川芎、川乌有祛风止痛，行气活血作用，为治头痛之要药，但这些药物性辛散，为治虚证之大忌，加入酸涩收敛、养血生津、滋补肝的五味子、白芍，同时有补益气血药配合。散敛互用，补泻合法，诸药参合，既能补虚又能止痛。

风府、哑门、风池、百会、印堂都有疏通经脉，通经止痛的作用，均可止头痛。虚者补之，虚实挟杂者，先补后泻，寒者灸之。

## 【验案赏析】

陈某，女，35岁，干部。于1998年7月15日就诊，自诉头病反复发作1年多，每于经期时头痛，伴有怕冷，西医诊断为血管神经头痛，每次发作，用镇痛药维持，近两天来出现头痛，呈钻痛，由后头窜至头顶，乃至前额，痛甚抱头而吟，坐卧不安，喜热怕冷，恶心，睡眠差，月经量少，色黑有血块，大便溏，查患者面色苍白，表情痛苦，神倦气弱徽言，舌质淡有瘀斑、苔薄白，脉沉弦细无力。中医诊断为头痛，证属脾阳不振，气血亏虚伴血瘀型。治以健脾益气养血，活血化瘀，给安神止痛散加味治之：白蒺藜15g，蔓荆子、川芎、当归、白芍、五味子、茯苓、白术、石菖蒲各10g，白芷、干姜、桃仁、远志各5g，川乌8g，水煎服，1200ml煎至300ml，每天1剂，并予艾条悬灸于风池（双）、风府、百会、印堂、阿是穴，每穴5分钟，每天1次，治疗3天，余症减轻，以此方加减服用20剂后，诸症消失，随访半年未再复发。

【按语】中药针灸合用，即可以通过药物调节全身气血经脉，又可以通过针灸疗法，调理局部的神经和血液循环，使气血经脉通畅，通则不痛，从而达到止痛的目的。

# 二、带下病

## 樗根白皮汤……治疗湿热带下

曹习诠医师（四川南充市蓬安县中医院，邮编：638250）运用自拟樗根白皮汤清热燥湿为主，配以扶正、固涩，治疗湿热带下，收到满意效果。

## 【绝技妙法】

湿热带下临床主要表现为：白带量多，色白或黄，部分病人白带夹有少量血丝，伴有小腹胀痛或连及腰骶，湿盛者白带气味腥臭，热盛者，其气臭秽伴外阴瘙痒，心烦口苦等。妇科检查，可见阴道充血，子宫颈有不同程度的糜烂，分泌物增多，子宫颈举痛。西医诊断为阴道炎、子宫颈炎、盆腔炎。

中医学认为，带下病主要由湿邪影响任、带二脉，以致带脉失约，任脉不固所成。而湿热带下的成因则较为复杂：或因经行产后，胞脉空虚，摄生不慎，感染湿热邪毒；或因久居阴湿之地，或因手术损伤，以致湿邪乘虚而入，蕴而化热，伤及任、带，发为带下。亦有肝经湿热下注而致者。

自拟樗根白皮汤治疗湿热带下，总有效率 97.8%。

## 【常用方药】

樗根白皮汤组成：樗根白皮 30g，白术、茯苓、白鲜皮各 15g，白芷（炒黄）、白果各 12g，黄柏 10g，蒲公英、乌贼骨各 20g。

加减：湿盛加薏苡仁、白扁豆各 20g，热盛加龙胆草、车前子各 10g，外阴瘙痒加地肤子、蛇床子各 20g。

服法：水煎服，每日 1 剂，早晚各服 1 次，7 天为 1 个疗程。

本方用樗根白皮清热燥湿止带为君，配以白鲜皮清热解毒、除湿止痒，白术、茯苓健脾燥湿利水，乌贼骨固精止带，白芷燥湿止带，白果收涩止带共为臣药，黄柏、蒲公英清热泻火解毒，共为佐使。临床运用时应注意，苦寒、辛燥之品，虽能清热燥湿，过用则必克伐生气，当衰其大半而止，而后以培补正气收功。

## 【验案赏析】

案 1：余某，女，45 岁，干部，已婚。1993 年 3 月 15 日初诊。诉近 10 年来带下量多色黄，其气臭秽，头昏，心烦口苦，中西医多方治疗，仍时有反复，未能根治，痛苦不堪。经多家医院检查诊断为慢性盆腔炎、阴道炎、宫颈轻度糜烂。刻下：带多色黄，黏腻，其气臭秽，外阴瘙痒，心烦口苦，头昏，小腹胀痛连及腰骶，观其舌苔黄而腻，诊其脉弦滑而数。治宜清热除湿止带，选方樗根白皮汤。服药 1 个疗程，带下量明显减少，臭秽之气若失。继服 3 个疗程，诸症痊愈。后以除湿健脾补肾之剂以巩固疗效，随访 5 年未见复发。

案 2：祝某，女，16 岁，农民，未婚。于 1995 年 7 月 6 日由其母陪伴来诊。诉近 3 个月来带下量多色黄，其气臭秽，外阴瘙痒灼痛，心烦口苦，饮食少思，当地按阴道炎治疗无效。详询之，知当地人均在一小水塘内洗衣，系感染湿热邪气，损伤任带二脉所致。诊其脉濡滑而数，观其苔黄厚而腻。处方：樗根白皮汤加胆草、车前子各 10g，3 剂。另用蒲公英、苦参各 30g，地肤子、蛇床子各 20g，花椒 30 粒，煎汤坐浴熏洗，每日 3～4 次。7 月 10 日复诊：诸症大减，已无阴痒及灼痛，惟觉饮食少思，身软无力。此湿热已去，正气未复。原方去胆草、车前、黄柏，加党参、山药、薏苡仁、扁豆各20g。半年后因感冒来诊，问及带下情况，言服第二方5剂即愈，至今无带疾。

【按语】自拟樗根白皮汤在药物的配伍上，根据阴阳互根的原理，采用寒热并投、动静结合、散涩共用、祛邪与扶正兼施，使其相得益彰，效如桴鼓。

## 升阳举陷汤······治疗带下

李锦春等医师（陕西榆林市榆阳区中医院，邮编：719000）采用升阳举陷汤治疗带下病，结果总有效率为97.5%。

## 【绝技妙法】

李锦春医师认为：带下病其病因主要为脾虚、肝郁、湿热下注或肾气不固，湿毒感染等。采用审症论治的法则，治疗大法当以健脾。

升阳举陷汤功效：益气健脾，清热除湿止带。

## 【常用方药】

升阳举陷汤组成：灸黄芪、白果、茯苓各30g，炒白术、炒山药各24g，黄柏、知母、巴戟天、车前子各12g，苍术、陈皮各8g，醋柴胡4g，甘草5g。

加减：带下量多加金樱子10g，乌贼骨15g；带下秽臭难闻，外阴瘙痒者，加鸡冠花、椿白皮各15g，蒲公英30g；湿盛加薏苡仁30g；腹痛者加艾叶、香附、川楝子各12g。

服法：每日1剂，分2次水煎服，1周为1个疗程。

采用升阳举陷汤治疗本病，主治脾虚下陷，阳气不升，湿热下注之白带、黄带。方中炙黄芪补气，举下陷为主药；柴胡、白术、陈皮升阳除湿，茯苓甘补淡渗补利皆优；薏苡仁、车前子、苍术清热利湿，山药健脾化湿，黄柏清热燥湿，乌贼骨、白果固涩止带，巴戟天补肾阳；知母性寒，取其清热和滋阴降火的作用，但它清热而无化燥伤阴之弊；甘草调和诸药使各药互相和谐而无相争之弊。综观全方以大补脾胃之气，且在大队静药中稍佐陈、柴二味之品，使"木气闭塞于地中，则地气自升腾于天上"。

## 【验案赏析】

张某,女,34 岁,干部。1976 年 7 月 17 日初诊。患者形体肥胖,白带量多,时有腥臭味,阴道内有刺痛感 2 年余,每逢经期症状加重,如涕如唾,绵绵不断,有滑脱不尽之感,甚则内裤尽湿,不能近人,痛苦之状不可言喻,曾先后治疗,达半年有余,西医诊断为慢性子宫内膜炎,曾服中西药病情未见明显好转,近月来时感五心烦热,夜不能寐,时有外阴瘙痒,遂来就诊。诊其苔薄黄腻、舌尖红,脉濡滑。此热毒蕴结胞宫,浸淫带脉,热毒灼于产道,故有刺痛,外阴瘙痒;但病久阴分已虚,因此兼有五心烦热,夜不能寐。证属湿毒带下,治以升阳举陷兼清利湿热,原基础方加鸡冠花 20g,蒲公英 30g,清蒿 10g,椿白皮、生首乌各 15g,7 剂,水煎服。7 月 26 日复诊,阴道内刺痛消失,白带量仍多如水,仍感五心烦热,原方加地骨皮、鳖甲各 12g,再服 7 剂后,带下干净,烦热减轻,原方略作加减,如此又经 30 多天治疗,带下稀少,阴道内不感刺痛,9 月下旬行经周期准,期后无带下,其他症状均消失,随访 3 年再未复发。

【按语】升阳举陷汤加减后，诸药合用具有健脾益气，收涩止带，清热升阳除湿之功。

## 完带汤加减……治疗脾虚带下症

袁铁珍医师（河南三门峡市湖滨区医院，邮编：472000）临床应用完带汤治疗脾虚带下症患者，效果满意。

## 【绝技妙法】

完带汤是《傅青主女科》治疗带下病的首选方，以健脾益气、升阳除湿为其功用，主治脾阳虚弱、运化失职所致的妇人带下症。

完带汤治疗脾虚带下症患者的疗效标准：痊愈：服药后异常带下消除，全身症状消失；好转：服药2个疗程后全身症状减轻，异常带下量少；无效：服药前后无变化，或服药时症状减轻，药停如故。治疗结果：痊愈109例（治疗1个疗程痊愈者78例，2个疗程痊愈者31例），好转5例，无效2例。

## 【常用方药】

完带汤组成：白术15g，苍术10g，党参10g，山药20g，陈皮10g，白芍6g，柴胡6g，车前子15g，白扁豆30g，黄芪15g，甘草6g，白果10g，苡薏仁20g。

加减：若带下日久量多、滑脱不止者，加龙骨、牡蛎、海螵蛸以固涩止带；脾虚及肾虚腰痛者，加川断、杜仲以温补肾阳；四肢不温、畏寒怕冷者，加干姜、附子以温阳祛寒；腹中冷痛者，加香附、艾叶以温经止痛；若带下色红或有血丝者，加黑芥穗、茜草以止血；若带下色微黄，脾虚症状仍存而无湿热征象者，上方稍加黄柏以防湿从热化。

服法：每日1剂，10剂为1个疗程。

完带汤方中用白术、山药、党参健脾补中，白术兼以燥湿，辅以苍术、白扁豆、陈皮燥湿运脾理气，车前子加苡薏仁以利水去湿，白芍、柴胡少量以防虚弱之脾土被肝木侮之，更有理气升阳之功，有肝郁之证者可量大以舒肝解郁，加白果以强收涩止带作用，加黄芪以助益气之力，甘草调和诸药、益气和中。诸药合用，共奏健脾益气、升阳除湿之效，以达止带之目的并悉除诸证。

## 消炎止带汤……治疗更年期带下

常香平医师（河南许昌市襄城县库庄乡卫生院，邮编：452670）近年来采用自拟消炎止带汤治疗观察30例，取得满意疗效。

### 【绝技妙法】

更年期妇女在绝经前后常突然出现白带增多，或呈白色米泔样，或成透明黏液，或清稀如水淋漓不断。因为更年期妇女脾肾虚弱，摄纳封藏失司，任带二脉不固，因而带下量多。治以温补脾肾，固涩止带。

消炎止带汤诸药合用，共行温肾健脾利湿之效，是治疗更年期妇女带下症的良方。

### 【常用方药】

消炎止带汤组成：党参20g，白术15g，山药15g，茯苓15g，苍术15g，黑芥穗20g，菟丝子15g，车前子30g（包煎），川断15g，寄生20g。

加减：带下如崩、量多伴小腹冷痛，加龙骨30g，附子6g，赤石脂10g，乌贼骨20g；若烦热，口干，舌红者加生地黄20g，墨旱莲15g，女贞子15g；脘闷纳呆者加神曲15g，砂仁10g，枳壳15g。

服法：7天为1疗程，水煎服。

消炎止带汤中党参、山药益气健脾；苍术、茯苓、白术健脾燥湿；车前子利水祛湿；黑芥穗入血分祛风胜湿；菟丝子、川断、寄生温肾益脾，

## 易黄汤加味⋯⋯内外兼治带下症

苏玉梅等医师（宁夏银川市中医医院，邮编：75000）采用中药易黄汤加味内服外洗治疗带下证，总有效率92%。

苏玉梅医师认为，带下证虽以局部症状为主，但常伴有全身综合证候。因此，治疗须从中医学的整体出发，内外合治，方能取得满意疗效。

## 【常用方药】

易黄汤的功效：健脾祛湿、清热解毒、调补冲任。

**易黄汤组成**：生山药、生薏苡仁、土茯苓、椿根皮、蒲公英各30g，芡实、金银花、白花蛇舌草各20g，黄柏、白果、柴胡各10g，车前子15g。

随证加减：阴痒者加白鲜皮30g，蛇床子20g；腹痛者加牡丹皮15g，丹参20g；带下偏白者加党参、炒白术各20g；带下偏黄者加败酱草30g；带下挟血者加仙鹤草30g，地榆炭20g；带下日久不止者加煅牡蛎3g，海螵蛸12g；腰痛肾虚者加桑寄生、炒杜仲各12g。月经期及感冒者暂停服药。

服法：每日1剂，水煎，早晚分服。剩余药渣加水至2000ml，加热后熏洗或坐浴，早、晚各1次。

治疗结果：治疗患者236例中，治愈122例，好转96例，无效18例，总有效率92%。

方中山药、芡实为君，健脾运湿；佐以车前子利水渗湿，湿去则带下自减；黄柏清热燥湿，热去湿孤，湿邪自除；配以白果收涩止带，酌加土茯苓、椿根皮、白花蛇舌草、蒲公英、银花等祛湿解毒之品，共助全方止带之功。外用坐浴熏洗可使药物直达病所，与内服药物协同作用，促进疾病转归。

现代医学研究证明，健脾祛湿、调补冲任之中药具有调节神经、内分泌功能，抗渗出及抑制结缔组织增生，增强纤维蛋白溶解酶活性的作用。清热解毒中药具有促进组织黏膜炎性水肿、渗出的吸收，防止炎性细胞的浸润及抑制毛细血管通透性增强的作用。

## 【验案赏析】

患者，35 岁，1997 年 3 月 12 日初诊。主诉：带下量多，反复发作 5 月余。初起带下色黄白夹杂，质黏稠，曾在外院内服抗感染等药物，但病情反复，临床症状一直未能控制，经详细追问病史，知其患病前，因不注意产褥期卫生，致泌尿生殖系统感染，遂致带下。近 1 个月，带下量多，色黄绿如脓，质稠味秽臭，伴腰腹酸痛，口干口苦，心烦易怒，小便色黄。舌质红，苔黄腻，脉弦滑而数。中医辨证属湿热毒邪损伤冲任。治以清热解毒，除湿止带，调补冲任。用基本方加牡丹皮、丹参、败酱草、桑寄生、炒杜仲水煎口服并坐浴熏洗，用药 6 剂后，带下转为淡黄色，量少，腹痛明显缓解，惟觉腰痛不减。上方去黄柏、败酱草，续服 6 剂，带下止，全身症状明显改善，为巩固疗效，又进 6 剂而痊愈，随访 1 年未见复发。

【按语】苏玉梅医师应用易黄汤加味内外兼治各种原因所致的带下症，均取得了满意疗效，尤其对湿热下注之黄带证效果更加。

# 三、女性生殖系统炎症

## 胆矾散加味……治疗宫颈糜烂

薛春玲等医师（陕西洛川县医院，邮编：727400）采用胆矾散加味治疗宫颈糜烂，收效满意。

## 【绝技妙法】

宫颈糜烂是妇科多发病之一，慢性宫颈炎的一种病理改变，常因分娩流产或手术损伤，病源体入侵而感染。以往单用微波治疗虽然疗效理想，但创面脱痂出血时间长、量多，特别是重度糜烂致血管裸露者灼之则出血，甚至无法进行治疗。术后创面坏死组织脱痂，出现新鲜肉芽面，新鲜的鳞状上皮覆盖大约需 3 ~ 4 周甚至 6 ~ 8 周；作者采用胆矾散加味治疗，临床治愈率 95%，有效率 100%，治疗期间除分泌物呈黑褐色，白带渐减少外无出血。与单纯微波治疗比较，中药胆矾散加味治疗宫颈糜烂有简单、方便、无出血、安全无毒副作用等优点，避免了结痂出血之弊，并且配制简单、药源丰富、经济实惠，尤其适合基层医务工作者推广使用。

胆矾散尤其对轻中度糜烂效果显著，对于重度糜烂者先用微波治疗，后用胆矾散加味外敷，比单纯微波治疗出血少，恢复期短。

治疗方法：患者取膀胱截石位，常规消毒外阴，1：15000 的高锰酸钾溶液冲洗阴道后充分暴露宫颈，干棉球擦拭宫颈表面上的分泌物，将自配好的胆矾散加味（由猪胆汁、枯矾、白及粉按 3:2:1

的比例组成）喷洒于糜烂面上，药物厚度以覆盖糜烂面为度，然后以带尾丝棉球压迫之，以免药物脱落，24 小时后取出棉球。自月经干净后开始上药，2 天 1 次，10 次为 1 个疗程。

微波治疗：于月经干净后 3 ~ 7 天。微波治疗仪功率选择 45 ~ 55W。擦拭宫颈表面分泌物，探头伸入宫颈管 0.2 ~ 0.3cm，由内向外轮状移动，使糜烂面变为乳白色凝固层无出血，边缘以超过糜烂面 0.2 ~ 0.3cm。术毕创面喷呋喃西林粉，带尾丝棉球压迫之，12h 后取出。治疗期间禁盆浴及性生活 1 个月（脱痂出血似月经者来院处理）。

胆矾散中猪胆汁有清热解毒、疗痈肿疮疡之功能，枯矾有杀虫解毒、收敛止血之作用，原方加白及对收敛止血、祛腐生肌有积极之影响。三药合用有清热解毒、收敛止血、祛腐生肌之效果。

## 宫糜散外用……治疗宫颈糜烂

孙惠霞医师（陕西省西安市新城区中医医院，邮编：710004）采用自拟宫糜散局部上药治疗宫颈糜烂，获效满意。

## 【绝技妙法】

宫颈糜烂是育龄妇女常见病之一，因其临床表现主要为白带增多，故本病属中医带下病范畴。祖国医学认为本病的主要病机为湿、热、毒邪内侵，致使任脉损伤，带脉失约而发病，故治疗应以清热除湿，解毒杀虫为其大法。

宫糜散局部外用治疗宫颈糜烂，使药物直达病所，临床疗效显著。既提高了治愈率，又避免了物理疗法所产生的不良反应。1 月为 1 个疗程，经 2 个疗程治疗，总有效率为 94%。

## 【常用方药】

宫糜散功效：清热解毒，收湿杀虫，敛疮止血，祛腐生肌。

自拟宫糜散组成：苦参、五倍子、黄柏、枯矾、蛇床子、乳香、没药、冰片各等量。

将上药烘干研为细末备用。于月经干净后 2 天开始局部上药。

使用方法：用扩张器充分暴露宫颈，先以 0.5% 甲硝唑液浸透棉球擦拭宫颈及阴道壁，并清理其分泌物，然后用棉球将宫糜散药粉黏附于宫颈局部，使之充分覆盖于宫颈糜烂面，月经期停止用药，每日 1 次，1 月为 1 个疗程。治疗期间禁止坐浴及性生活，对有并发症者同时采用中药内服等有关治疗。

宫糜散中苦参、蛇床子清热除湿，杀虫止痒；枯矾、冰片清热解毒，收湿生肌；乳香，没药活血化瘀，祛腐生肌；五倍子解毒消肿，敛疮止血；黄柏更增强其清热燥湿之力。

## 【验案赏析】

马某，26 岁，干部。以年余带下量多为主诉于 2006 年 3 月 8 日初诊。患者 1 年多来带下量多，色白质黏稠，精神倦怠，纳少便溏，小腹时痛，腰脊酸困。月经周期尚准，经量适中，色淡红，经期 5 ~ 7 天，末次月经 2006 年 2 月 24 日。近日曾在外院妇科检查诊断为宫颈Ⅱ度糜烂伴慢性盆腔炎。因不愿接受物理疗法，前来求治。查其舌淡、苔白腻，脉沉细，证属脾虚湿浊下注之带下病，治以健脾益气，除湿止带为法，方选完带汤加味。在内服中药的同时采用自拟宫糜散局部外用常规治疗。用药 1 周后见效，4 周后症状明显改善，连续治疗 2 个月经周期，宫颈局部糜烂和其他临床诸证消除而告愈，半年后随访未见复发。

【按语】自拟宫糜散局部外用，诸药配合，能使宫颈局部炎症吸收加快，糜烂及有关症状明显改善。

## 自拟治带散……治疗宫颈糜烂

刘玉霞等医师（河南濮阳市区卫生防疫站门诊部，邮编：457000）应用自拟配制的"治带散"，外治宫颈糜烂患者，取得了较满意的疗效。

## 【绝技妙法】

宫颈糜烂，此病乃湿毒下注内浸所致，其病因主要是湿热，与脾肾虚弱有关，治疗以健脾、除湿、清热为主。自拟配制的"治带散"与诸药合用集清热燥湿、生肌收敛于一体，恰中病机，故治疗上取得满意效果。经治120例患者中痊愈80例，基本治愈23例，好转11例，无效6例，总有效率达95%。

疗效标准：痊愈：糜烂面完全愈合，宫颈光滑如初，自觉症状消失；基本治愈：糜烂面被鳞状上皮覆盖，但厚薄不匀，自觉症状明显减轻；好转：宫颈局部稍有充血并有少量鳞状上皮增生，自觉症状减轻好转；无效：糜烂面无显著变化，自觉症状如故。

## 【常用方药】

治带散组成：青黛120g，黄柏100g，苦参50g，乳香、没药各50g，蛤蜊粉50g，冰片9g。

上药共研细末，消毒灭菌，装瓶备用。

用法：外阴常规消毒，用阴道窥器暴露子宫颈，用生理盐水清除阴道内分泌物，然后将治带散粉喷于宫颈糜烂处，隔日1次，10次为1个疗程，一般治疗1～2个疗程可痊愈。

注意事项：在治疗期间禁止性生活，经期和孕期停止使用。自拟治带散中黄连、黄柏清热燥湿；乳香、没药活血止痛，消肿生肌；滑石常与甘草合用，具有清热、祛湿、收敛作用；冰片止痛清热。

## 【验案赏析】

郑某，女，44岁，2001年3月来诊。主诉白带量多，色黄10余年，伴有腰痛。临床检查为重度宫颈糜烂（颗粒型）。经门诊中药治疗，第1疗程后白带明显减少，宫颈糜烂变为重度糜烂（单纯型）；第2疗程后白带清晰稀，无腰痛，检查为宫颈中度糜烂（单纯型）；第3疗程后临床无症状，检查宫颈糜烂面变为光滑。嘱其注意外阴清洁卫生，禁止性生活1个月。

【按语】自拟治带散外用并结合西医常规消毒处理治疗，治疗宫颈糜烂，效果满意。

## 祛腐生肌散······外治宫颈糜烂

张丽娜医师（河南濮阳市中医院，邮编：457000）应用自拟祛腐生肌散外用，治疗宫颈糜烂，取得较为满意的效果。

## 【绝技妙法】

祛腐生肌散外治宫颈糜烂不论消除临床症状或促进糜烂面修复，均有较好疗效。能增强局部抗菌消炎之力，促进鳞状上皮增生糜烂面痊愈，总有效率96%。此外，对滴虫性、霉菌性阴道炎有一定疗效。但对于重度宫颈糜烂效果不理想，有待进一步研究和探讨。

## 【常用方药】

（1）祛腐散：青黛15g，雄黄20g，硼砂100g，炉甘石

150g，黄柏 100g，冰片 50g。

（2）生肌散：血竭 50g，乳香 50g，没药 50g，五倍子 50g，象皮 50g，炉甘石 100g，硼砂 100g，冰片 15g。

上药研极细末，分装 2 瓶备用。

用法：外阴常规消毒，用阴道窥视器暴露子宫颈，用甲硝唑液和生理盐水清洁分泌物后，将适量祛腐散喷布于糜烂面上，每日 1 次，5 次为 1 个疗程；然后改用生肌散隔日 1 次，如上法喷布，直至痊愈。

注意事项：在治疗期间禁性生活，如遇经期或孕期停止使用。

祛腐生肌散中青黛咸寒，有清热解毒、凉血散肿止血之效，为主药；炉甘石收湿生肌，硼砂、冰片清热祛腐，共为辅药；雄黄、黄柏解毒杀虫燥湿；玄明粉咸寒清热，软坚；血竭、五倍子、象皮能收敛防腐，促进创面愈合。诸药相伍，共奏清热解毒利湿，祛腐排脓生肌之效。

## 中药内服及灌肠配合西药……治疗慢性盆腔炎

陈丽华医师（江苏滨海县五汛中心卫生院，邮编：224532）采用中药汤剂内服及灌肠，配合西药头孢曲松钠、甲硝唑抗感染联合治疗，总有效率 94%。

【绝技妙法】

慢性盆腔炎常有病程长、病势缠绵、易复发等特点，故成为危害广大妇女身体健康的常见疾患。患者体质变差、局部常形成肿块、血液循环亦欠佳，故单用抗生素往往达不到应有的效果。祖国医学认为慢性盆腔炎多为湿热所致，常夹有血瘀。

治疗方法：选用头孢曲松钠 2.1g 加 0.9% 氯化钠 250ml 静滴，

每日1次；甲硝唑葡萄糖液250ml（内含甲硝唑500mg）静滴，每日1次，连用10天为1个疗程。在上述治疗基础上加中药方治疗：生大黄、丹皮、桃仁各10g，冬瓜子、败酱草、公英各15g，红藤20g，甘草4g。

加减：如附件增厚可加三棱、莪术各10g，腹痛剧者加失笑散10g，腹冷者加制小茴香、干姜各10g。

服法：每日1剂，煎水3次，前2次混合分2次服用，早、晚各1次，第3煎浓缩为100ml灌肠，每日1次，10天为1个疗程，可连用2～3个疗程。

本方中使用大黄下瘀泄热，桃仁破血祛瘀为君，二药合用，瘀热并泄；当归、赤芍补血活血；莪术、玄胡散结止痛，结合冬瓜子、败酱草、公英、红藤等药清热解毒，利湿排脓；甘草和中。

## 【验案赏析】

王某，女，34岁，农民。于2004年9月21日初诊。主诉下腹坠胀疼痛1年余，时发时止，伴月经不调，近半月因劳累加重，就诊时小腹刺痛，痛时波及腰骶部，白带增多，舌苔薄腻微黄、边有瘀点，脉滑。妇科检查子宫活动受限，左侧附件增厚，有压痛，B超检查见盆腔积液。诊为慢性盆腔炎，予头孢曲松钠2.0加0.9%NS250ml、甲硝唑葡萄糖液250ml（内含甲硝唑500mg）静滴，每日1次，连用10天，同时给予中药方：生大黄、丹皮、桃仁、当归、莪术、玄胡各10g，赤芍、冬瓜子、败酱草、公英各15g，红藤20g，甘草4g。每日1剂，煎水3次，前2次混合分2次服用，早、晚各1次，第3煎浓缩为100ml灌肠，每日1次，10天为1个疗程，1疗程后患者症状消失，停西药治疗，续予中药治疗1个疗程后复查，患者主诉无不适，妇检子宫及附件无压痛，B超检查显示正常，随防半年无复发。

【按语】中药汤剂基本方功效既能活血化瘀、又能清热化湿。再结合局部灌肠，更能使药物直达病所，有利于炎症吸收、包块消退和粘连松解，起到事半功倍的效果。

## 针灸配合中药……治疗慢性盆腔炎

韩海军医师（陕西九棉职工医院，邮编：722405）采用针灸配合中药治疗慢性盆腔炎，疗效确切。

## 【绝技妙法】

慢性盆腔炎多由急性盆腔炎治疗不及时、不彻底，或患者体质较差，或轻型亚急性病变不被重视，病情迁延而成。对本病现代医学尚无理想的治疗方法，一般多采用抗生素治疗，但因全身用药难以到达病灶，对局部盆腔组织的病变作用较弱；且长期用药易产生耐药性。中医认为本病多由经行产后胞脉空虚、湿热毒邪入侵、瘀血凝结伤及任带二脉，或肝郁气滞血瘀、劳倦过度致脾失健运、水湿停滞、郁久化火而致湿热内蕴。韩海军医师采用的针灸配合中药内服的方法治疗本病，疗效满意，总有效率94.5%。

（1）针灸治疗：选穴带脉、气冲、中极、阴陵泉、足三里、地机、三阴交。八髎穴、白环俞。两组穴位交替治疗。穴位常规消毒，取0.35mm×50mm毫针，针刺得气后留针30分钟，中间行针1次。10次为1个疗程，疗程中间休息3～5天。

（2）中药治疗：药用金银花6g，连翘9g，蒲公英12g，红藤15g，丹参12g，赤芍12g，香附10g，乌药12g，延胡索12g，茵陈12g，蒲黄9g，甲珠9g，琥珀末6g。随证加减，腰痛加杜仲9g，续断24g；月经不调加益母草24g；带下量多加椿根皮9g。将中药水煎服每日2次，10天为1个疗程，疗程间休息3～5天。以上两种治疗 3 个疗程后观察疗效。

针灸配合中药内服治疗本病，取带脉、中极、八髎穴、白环俞清利下焦湿热，阴陵泉可清热解毒、利湿止带，足三里、三阴交健脾利湿，气冲、地机通调气血、祛瘀。上述穴位可以促进盆腔组织血液循环，改善组织营养，以利炎症的吸收和消散。中药组方以清利湿热、活血化瘀、理气止痛为治则，配合针灸更有效促进炎症吸收和消散。总之，针灸配合中药内服治疗慢性盆腔炎的临床疗效优于替硝唑胶囊，是治疗慢性盆腔炎的有效手段。

## 四联疗法······治疗慢性盆腔炎

谢春红医师（湖南省妇幼保健院，邮编：410008）采用中药内服、保留灌肠、外敷和电脑中频药物离子导入 4 种方法进行治疗慢性盆腔炎，总有效率为 96.15%。

### 【绝技妙法】

慢性盆腔炎多因湿、热、瘀蓄积胞中，余邪未尽，缠绵不消，日久正气受损，气血运行不畅，经络受阻，导致不通则痛。由于组织炎性水肿、渗出、粘连，结缔组织增生、增厚，甚至形成炎性包块，导致局部组织血液循环障碍，给治疗上带来许多困难。

谢春红医师采用中药内服、保留灌肠、外敷和电脑中频药物离子导入四联疗法治疗慢性盆腔炎，取得了较好的效果。该疗法操作简便，价格低廉，疗效确切，为患者减轻了经济负担，也避免了反复使用抗生素造成耐药以及手术带来的痛苦和创伤。

（1）中药内服方药组成：红藤、败酱草、路路通各15g，丹参、赤芍、生地黄各10g，山药、制香附、土茯苓、薏苡仁、延胡索各12g，甘草3g。

每日1剂,水煎2次,煎汁300ml,分2次口服,10天为1个疗程。

（2）中药灌肠方药组成：虎杖、败酱草各20g，蒲公英、黄柏、当归、赤芍、三棱、莪术、桃仁各15g，丹皮、王不留行、连翘各10g。

每日1剂，浓煎2次取汁300ml，分2次保留灌肠。先将药液加温至38～42℃，取左侧卧位，将14号导尿管插入直肠约15～20cm，另一端接装灌肠药的灌肠瓶，缓慢灌入直肠内，灌肠完毕保留，每日1次，10天为1个疗程。

（3）中药外敷方药组成：黄柏、透骨草、艾叶、当归、川芎、乳没各15g，白花蛇舌草20g，千年健、刘寄奴、小茴香各12g，花椒10g。

上药装入布袋中，浸湿透后，放锅内蒸30g，湿热敷下腹部15分钟，每日1次，10日换药1次，10天为1个疗程，经期停用。

（4）中频药物离子导入：采用电脑中频药物导入治疗仪。取药垫涂上中成药药液（主要成分为活血化瘀药物），固定于小腹双附件对应部位，打开电源，以患者自觉有温热和振动而无不适为佳，每日1次，每次30分钟，10天为1个疗程，经期停用。

中药保留灌肠使药液通过直肠黏膜充分吸收，直达病变部位，提高局部的药物浓度，加速局部组织血液循环，促进增生粘连的结缔组织软化，消除局部充血水肿，以利组织的修复与再生，从而达到炎症吸收、新陈代谢改善、消瘀散结的目的。同时还可避免口服药物受胃及十二指肠中各种消化酶作用和胃酸的影响，增加药物的生物利用度。

中药局部外敷利用"热"、"药"的双重作用，热可扩张毛孔，加速血液循环，促使药物发散走窜，通过扩张的毛孔透入肌肤直达病所，增进机体的新陈代谢，提高组织的抗感染能力，促进炎症局部吸收，加快炎症组织修复，发挥从外治内的作用。

电脑中频药物离子导入治疗，其药液具有活血化瘀、扶正祛邪之作用，同时音频电流可提高活性生物膜的通透性，使药物分子由于浓度梯度而易于扩散透过生物膜。电脑药物离子导入治疗直接刺激盆腔，沟通人体表里内外，具有运行气血，改善局部血液循环、营养和代谢功能，改善组织缺氧，减轻组织的张力和水肿，消除致痛化学介质，纠正酸碱平衡，并促进黏连或瘢痕组织的软化和消散，促进代谢产物及炎症产物排泄等作用。这3种外治法局部治疗再结合中药内服以清热解毒，活血化瘀的整体治疗，内外结合，4种疗法相辅相成，充分发挥了中医综合疗法的特色。

## 加味升带汤……治疗慢性盆腔炎

韩颜华等医师（山东寿光市中医院，邮编：262700）运用加味升带汤治疗慢性盆腔炎，具有独特优势。

### 【常用方药】

加味升带汤组成：炒白术30g，人参9g，肉桂（后下）3g，茯苓、制半夏各9g，沙参、连翘、丹参各15g，延胡索12g，木香6g。

加减：腰酸腹胀加杜仲、枸杞子各15g，泽泻9g；有包块者加鳖甲9g，神曲6g。每日1剂，分早、晚2次，饭前30分钟温服。药渣加适量醋调匀，热敷下腹部。10日为1个疗程，连服2个疗程，有包块者服3个疗程。

加味升带汤以活血扶正为主，再以肉桂散寒，茯苓利湿，沙参、鳖甲破坚理气，杜仲、枸杞子补肾，则腰酸腹胀自除，瘢痕可消。

## 【验案赏析】

刘某，女，32 岁。于 2003 年 2 月 11 日就诊。下腹坠痛 2 个月，月经正常。舌质稍黯，苔薄白，脉细弦。妇科检查：子宫后位，大小正常，左附件区扪及一约 5cm×4cm 大小包块，活动欠佳，压痛明显，右附件区增厚、压痛。彩超示：左附件区 5.5cm×3.8cm 混合性包块。诊断：左附件区炎性包块。给青霉素 640 万单位，每日 2 次，甲硝唑 250ml，每日 2 次，静脉滴注，用药 7 日后复查，盆腔包块无明显缩小，遂加味升带汤治疗。1 个疗程后患者腰腹痛消失，包块缩减为 2.5cm×1.8cm，继服 2 个疗程后妇科检查及彩超均示包块消失，随访 6 个月无复发。

【按语】治疗慢性盆腔炎西药往往难以奏效，而中医具有独特优势，加味升带汤治疗该病疗效较好。

## 中医药治疗　慢性盆腔炎

陶佩君医师（安徽蚌埠市中医医院，邮编：233000）运用中医辨证论治慢性盆腔炎，疗效较好。

## 【常用方药】

（1）气滞血瘀型：小腹或少腹胀痛拒按，有时痛引腰骶，带多色黄，月经失调，胸胁乳房胀痛。舌紫黯或有瘀点，苔薄腻，脉弦细。治以活血化瘀、理气止痛。

方用膈下逐瘀汤：当归、赤芍、桃仁、元胡、制香附、丹皮各 10g，川芎、红花、枳壳、乌药、五灵脂、甘草各 5g。

口苦、苔黄，经期延长加栀子、夏枯草、益母草；烦躁胁痛者加柴胡、郁金、栀子；挟热而口干、便结、脉数加黄柏、知母、大黄；痛经剧烈伴有恶心呕吐者加吴茱萸、黄连、生姜；小腹胀坠痛连肛门加姜黄、川楝子、柴胡；带多色黄秽味加薏苡仁、黄柏、车前子；输卵管积水加以牛膝、木通、防己。

（2）湿热瘀结型：小腹疼痛拒按伴腰骶胀痛、低热起伏。月经不调，带下量多，色黄白有秽味。小便短黄。舌红苔黄腻，脉弦滑而数。治以清热除湿、化瘀止痛。

方用大黄牡丹皮汤加味：大黄、丹皮、桃仁、冬瓜仁、当归、银花、连翘各10g，元明粉（冲服）、枳壳、桔梗、甘草各5g。

寒热往来者加柴胡、黄芩；腹痛发热加蒲公英、白花蛇舌草、败酱草、赤芍；头晕，食欲不振加制苍术、薏米仁；宫体有压痛、附件增厚加红藤、金铃子散；盆腔积液加败酱草、黄芩、黄连、薏苡仁；盆腔粘连及炎块较大者加红藤、败酱草、王不留行、炮山甲。

（3）寒湿凝滞型：经前或经期小腹冷痛，甚则腰脊疼痛或畏冷身疼。经色黯有块，白带清稀量多，色黄白或如黑豆汁，味腥。舌边紫、苔白腻，脉沉紧。治以温经散寒、化瘀利湿。

方用琥珀散加减：桂枝、小茴香、炮姜、乌药、当归、三棱、莪术、红花、苍术、茯苓各10g。

寒甚加附子、吴茱萸；气虚加党参、山药、白术；小腹胀满加香附、川朴；带多日久加白果；痛甚加元胡、五灵脂；盆腔炎块较大者加大黄蛰虫丸。每月月经来潮前1周开始服药，每日1剂，水煎，分2次温服，连服12天。2个月经周期为1个疗程。服药时间根据临床症状转变情况，结合妇科检查，1～3个疗程不等。

## 益气祛瘀法……论治慢性盆腔炎

刘萍萍等医师（福建厦门市中医院,邮编:361000）用"益气祛瘀"之消炎 I 号方治疗慢性盆腔炎，获得满意的疗效。

### 【绝技妙法】

慢性盆腔炎是妇科常见病，多因急性盆腔炎治疗不彻底，或因患者体质较差，病程迁延所致。祖国医学认为慢性盆腔炎属余邪未尽，瘀积胞中，以致脏腑功能失调，气血失和，冲任受损。气滞血瘀为其病理基础。

刘萍萍医师认为治疗慢性盆腔炎应从气血着手。慢性盆腔炎常病情缠绵，顽痼难愈，病久必伤正气，造成病实而体虚。治病当求本，在祛邪的同时，应予益气扶正，标本兼顾使邪速去，正自复，以达疾病速愈之目的。因此自拟"益气祛瘀"之消炎 I 号方。

### 【常用方药】

"消炎1号"处方:蒲公英15g，败酱草15g，连翘12g，黄柏9g，当归9g，赤芍6g，丹参10g，丹皮9g，党参15g，白术10g，茯苓10g，元胡9g，香附9g，甘草6g。

辨证加减:腰酸、腹痛严重者加续断10g，桑寄生13g;胃寒痛加砂仁3g，陈皮6g;白带多、臭、脓性者加椿根皮12g;月经周期缩短，经期延长或白带呈血性者加墨旱莲、益母草各15g;阴虚内热者加墨旱莲12g，地骨皮10g。

服法:每日1剂煎服，8天为1疗程，一般用药1～4个疗程。

"消炎 I 号"方中取"四君子汤"(《太平惠民和剂局方》)益气健脾之功，"生血之源又可在脾胃"，欲使气血和调，则须脏腑和调。实验研究表明"四君子汤"能增强机体免疫力，提高人体对疾病的防御和促进内分泌的功能，以平衡人体的内环境。脾胃健壮，兼能运化药力，使病速愈也。南方气候温暖，多数偏阳热体质，故取苦寒之蒲公英、败酱草、连翘、黄柏、丹皮清热解毒、消炎散结，且败酱草、丹皮又有活血行瘀的功效，元胡能治一身上下诸痛，香附为"气病之总司，女科之主帅"，赤芍、丹参、元胡、香附共奏活血行气、祛瘀止痛之功效。从整方取义，消炎 I 号方重在"益气祛瘀"。

# 四、子宫内膜异位症

窦丽红医师（河南省西华县人民医院，邮编：466600）以破血消症法治疗子宫内膜异位症，疗效满意。

## 【绝技妙法】

子宫内膜异位症属中医学癥瘕、痛经等范畴。本病的发生多因妇女在经期、分娩或产后（特别是小产或人工流产后），摄生不慎，外有所感，内有所伤，或医者手术不慎等因素均可导致冲任损伤及胞宫的藏泻功能异常，使经血不能循常道，部分经血不能正常排外而逆行，乃至"离经之血"留滞胞宫及胞络等处而成瘀血，瘀血阻滞，不通则痛，瘀血日久，渐成癥瘕，形成结节或肿块。可见下焦瘀血是本病的主要病机，故其临床表现以血瘀证候为主。

在经期及非经期分别服用自拟内异活血止痛汤及内异化瘀消癥汤。连服3个月经周期为1疗程，服用1疗程后，总有效率91.8%。此二方用于临床，较一般同类方的活血祛瘀作用强，功效显著，实践证明，不但能迅速改善临床症状，而且能有效持久地消除疼痛，使瘀血通、肿块消、疼痛立止。

## 【常用方药】

自拟子宫内膜异位症协定处方，内异化瘀消癥汤和内异活血止痛汤，分别用于子宫内膜异位症患者的非经期和经期。经期：活血化瘀，通经止痛。予以内异活血止痛汤。

处方：丹参30g，赤芍15g，桃仁15g，红花10g，肉桂9g，血竭10g，枳壳15g，香附15g，炮山甲10g，延胡索15g，五灵脂10g，生蒲黄20g，益母草30g，花蕊石30g。

非经期：活血破积，祛瘀消癥。予以内异化瘀消癥汤。

处方：丹参30g，赤芍20g，桃仁10g，三棱12g，蜈蚣2条，水蛭12g，急性子30g，细辛3g，炮山甲10g，石见穿18g，黄药子10g。

煎服方法：每日1剂，分3次煎服。非经期用内异化瘀消癥汤，连服15～20剂，经前2天开始改服内异活血止痛汤至月经干净止，连服3个月经周期为1个疗程，治疗期间不用任何激素及消炎止痛类药物。

临床中辨证与辨病相结合，依据"瘀者散之"的原则，以活血散瘀为法，拟定子宫内膜异位症协定处方，贯穿于治疗的全过程。协定方中丹参、赤芍、桃仁、红花活血祛瘀是其基础。非经期配三棱、炮山甲破血散瘀；蜈蚣、水蛭逐瘀通络；黄药子、石见穿软坚散结；急性子苦辛通降，祛瘀散结，软坚消积，用量30g，疗效释然，且无不适反应；黄药子用量宜小，量大后损伤肝脏；方中佐细辛温经散寒，使瘀血得热而化之。全方活血通络，散瘀止痛，使瘀血得散，癥积得以化解。月经期间则配枳壳、延胡索、香附行气活血；血竭、炮山甲、五灵脂、蒲黄活血祛瘀；益母草、花蕊石理血调经；佐肉桂辛热止痛，促其气血和顺，全方以调气为主，活血随后，气行则血活，气行血活则月经自调，瘀散痛止，诸症皆愈。

## 【验案赏析】

刘某，女，28岁，已婚，2001年3月6日初诊。患者月经16

岁初潮，周期为 5 ～ 6/30 天，量中等，无痛经。半年前因人工流产后阴道出血 1 个月不净，而行清宫术，其后每于月经期间即感小腹坠痛不适，曾服中药治疗无效。半年来经期腹痛逐渐加剧，前来就诊。B 超示：子宫右方可见一 70mm×63mm 无回声区，壁粗糙，增厚。子宫左方可见一 50mm×46mm 无回声区，边界尚清晰。提示双侧附件囊性包块。妇科检查：子宫正常大小，双侧附件均可触及包块，压痛明显。舌质紫暗，脉弦。综观症脉表现。辨证为瘀血内结，胞络不通，治宜活血散瘀，通络止痛。非经期予以内异化瘀消癥汤煎服，每日 1 剂，月经前天开始改服内异活血止痛汤，至月经干净止。投此二方连续服用 2 个周期后，患者经期腹痛完全消失。妇科检查：双侧附件均未触及异常。B 超示：双侧附件未见异常回声。2 年后随访未复发。

【按语】对子宫内膜异位症的治疗，现代医学多采用激素疗法或手术治疗。前者可造成假孕、假绝经，副作用大，复发率高，价格昂贵，后者不适应生育年龄的妇女。因此探索中医药疗法，有效治疗本病，是一个重要研究课题，有待进一步探讨。

## 消异止痛煎剂……治疗子宫内膜异位症

张文红等医师（山西中医学院第二中医院，邮编：030024）运用具有活血化瘀、软坚散结的消异止痛煎剂治疗子宫内膜异位症，取得较好疗效。

## 【绝技妙法】

异位内膜在卵巢激素的影响下与在位的内膜一样发生周期性变化，在位内膜的出血能定期排出体外形成月经，而异位内膜的出血无法排出体外，瘀积于病灶部位，称之为离经之血，亦即瘀血。《血证论》云："凡系离经之血，与荣养周身之血已睽绝而不合。"离经之血排出无路而为害，瘀血阻滞经脉，则经行腹痛，瘀阻下焦冲任受阻，则月经失调，导致不孕；瘀结日久，则成癥瘕。

中医妇科无"子宫内膜异位症"病名，但根据其临床表现将其归在"痛经"、"癥瘕"、"月经失调"的范畴。

用消异止痛煎剂治疗子宫内膜异位症能明显改善患者的临床症状，对月经不调、痛经、盆腔包块、卵巢囊肿、不孕症均有明显的效果，说明本方可以明显改善全身和局部的微循环，调整机体免疫及内分泌功能，恢复正常月经周期，有利于生育，此药对肝肾功能没有明显损害，可长期服用，治疗期间非但不抑制排卵，不影响黄体功能，反而有促进生育的作用，宜于临床应用。

## 【常用方药】

消异止痛煎剂组成：丹参、桃仁、夏枯草、三棱、莪术、鳖甲、皂角刺等 10 余味中药，标准含量 200ml（含生药 90g）。

服法：每日 1 瓶，分 2 次服用，3 个月为 1 个疗程。

消异止痛煎剂总的功效是活血化瘀、软坚散结，其中丹参、桃仁活血化瘀，消炎止痛；三棱、莪术、元胡行气活血止痛；鳖甲、夏枯草、白芥子软坚散结；当归补血活血，甘草调和诸药。该煎剂用于临床起到了使瘀血吸收、粘连软化、包块缩小、疼痛减轻的作用。

## 中药内服结合灌肠……治疗子宫内膜异位症

刘 芹医师（江苏常州市武进中医医院，邮编：213161）采用中西医结合方法治疗子宫内膜异位症，疗效显著。

## 【绝技妙法】

子宫内膜异位症可归属中医痛经、不孕、癥瘕等范畴。发病多因情志抑郁，气机不畅，瘀血阻滞；或经行产后血室正开，寒邪侵袭，血遇寒凝；或肝肾虚损，气血流行不畅而瘀阻，瘀血流滞日久可变生癥瘕之疾。临床依据不同证型辨证施治，气滞血瘀者理气活血化瘀止痛，寒凝湿滞者温经散寒除湿化瘀，肝肾虚损者益肾养肝调经止痛，再配合活血化瘀清热解毒类中药外用灌肠。采用中药内外合治，可互相促进，提高疗效，缩短疗程。

（1）内治：气滞血瘀者（经行小腹胀痛拒按，胸胁乳房胀痛，经色紫黯夹血块，舌紫黯或有瘀点，脉弦滑），方用膈下逐瘀汤加减：当归、川芎、赤芍、桃仁、红花、枳壳各10g，延胡索、失笑散、乌药各15g，生甘草5g。寒凝湿滞者（经行小腹冷痛拒按，得热痛减，经量少色暗淡，舌淡白或淡紫，脉沉紧），方用温经汤加减：党参、当归、川芎、丹参、牛膝各10g，肉桂、小茴香、干姜各5g，桂枝茯苓各15g。肝肾虚损者（经行小腹隐痛，腰部酸胀，经色黯淡，量少质稀，舌淡白，苔薄，脉细弱），方用调肝汤加减：当归、白芍、山药各10g，山茱萸、巴戟天各15g，阿胶、炙甘草各5g。

（2）外治：三棱、莪术、苏木、红花、蜂房各10g，蒲公英、红藤各20g，煎至100～150ml，保留灌肠，每日1次，每次保留药液30分钟，1个月为1疗程。

## 中医综合治疗子宫内膜异位症

刘艳霞等医师（广东深圳市宝安区中医院，邮编：518133）采用中医综合疗法治疗子宫内膜异位症，疗效满意。

## 【绝技妙法】

子宫内膜异位症虽属良性病变，但却有细胞增生、浸润复发等恶性，因此成为难治之症和现代医学研究的重点之一。刘艳霞、李秀荣医师治疗此症坚持以辨证和辨病相结合，遵循"三因制宜"的原则。

根据患者体质的不同采用辨证论治为主的中医个体化治疗，同时辅助多种治疗手段（中药灌肠、中药外敷、辅助理疗等），发挥中医个体化辨证论治和整体综合治疗的特色，减轻和改善患者的症状，提高生活质量。综合治疗方案能明显改善患者的痛经症状，同时具有调经、助孕、副作用小等特点，但对直肠阴道异位结节或卵巢巧克力囊肿的消除作用尚不显著。

## 【常用方药】

（1）内服中药：桂枝茯苓丸合失笑散加减：桂枝 6g，茯苓、夏枯草各 20g，薏苡仁 30g，延胡索、香附各 15g，甘草 5g。

每天 1 剂,水煎分 2 次服。于月经干净后 3 天开始,连服 15 剂。

加减：气虚者加党参 15g，黄芪 20g；血瘀明显者加三棱、莪术各 10g；肝气郁结者加柴胡 15g，厚朴 10g；腰酸膝软者加续断、炒杜仲各 15g；畏寒肢冷者桂枝加至 15g。

（2）外敷中药：双柏散（大黄、侧柏叶各 1000g，薄荷、泽兰、黄柏各 250g,共研细末备用 )50 ～ 100g,开水蜜调,外敷下腹部痛处,每天 1 ～ 2 次，月经期停用。

（3）中药灌肠：用复方毛冬青灌肠液（毛冬青、败酱草、忍冬藤各 6000g，大黄、枳壳各 3000g，煎液配成 20% 浓度装瓶备用）100ml, 每晚保留灌肠, 每天 1 次, 月经期停用。灌肠前排空大便,灌肠后保证药液停留 4 小时以上，效果更佳。

（4）辅助治疗：采用红外线、微波、周林频谱仪等局部照射理疗，直接照射盆腔局部痛处，每次 30 分钟，每天 1～2 次，经期可继续使用（月经量多者除外）。若同时配合药物外敷、中药灌肠，效果更佳。治疗 3 个月经周期为 1 个疗程。

## 化瘀定痛汤……治疗子宫内膜异位症

迟学兰等医师（山东青岛大学医学院附属医院，邮编：266003）采用自拟化瘀定痛汤内服，疗效满意。

### 【常用方药】

化瘀定痛汤组成：黄芪 30g，莪术 10g，三棱 10g，蒲黄 10g，五灵脂 10g，元胡 10g，田三七 10g，大黄炭 5g，炮姜炭 5g，川芎 10g，桃仁 10g，赤芍 15g。

加减：气虚盛者加太子参 20g；肝郁血虚加郁金 10g，鸡血藤 30g，熟地黄 20g；偏于寒者加肉桂 5g，补骨脂 10g；肾虚腰痛加杜仲 30g，续断 30g，桑寄生 20g；直肠刺激征明显加枳壳 10g；呕吐不能食加半夏 10g；气滞加柴胡 10g，川楝子 15g。

服法：于非月经期每日 1 剂，水煎分早、晚 2 次服用，3 个月经周期为 1 疗程，连续服用 2 个疗程。

自拟化瘀定痛汤治疗子宫内膜异位症在不伤阴的前提下，使活血化瘀的药物发挥最大作用。方中黄芪、童参补气养阴；莪术、三棱入肝脾经，可消肝脾之积，理脾虚之滞，实证用之破血行气消积止痛，虚证用之祛瘀畅血；川芎、赤芍、桃仁、元胡、失笑散等活血化瘀、通经止痛，瘀即得化"通则不痛"；田三七为化瘀、止血、定痛之佳品，能促进局部粘连与结缔组织的松解、促进血肿包块的吸收；妙在方中大黄炭与炮姜炭两药一寒一热，大黄炭推陈致新、引血归经，炮姜炭去恶生新、温经止血，两药相伍，行中有止，攻补兼施；佐以杜仲、山茱萸、续断补肾益精，还具有温肾的作用，因而能使温运通达、气调血旺而无留瘀之弊。现代药理研究表明，活血化瘀药物可以通过改善微循环促使病变消散，从而使增生或变性的结缔组织复原并有调整某些内分泌机能的作用等。

## 【验案赏析】

案1：曲某，女，28岁，未婚，2003年3月12日初诊。患者6年前因早孕进行宫腔手术，继发痛经，并逐渐加重。疼痛位于下腹及腰骶部，放射至大腿内侧，持续整个行经期，经行2～3日时难以忍受，面色苍白，四肢厥冷，弯腰按腹，甚至晕厥，每用解痉止痛镇静之针药方可缓解；月经周期尚准；经量增多，色黯夹大血块，块下痛稍减。在多家医院检查，均诊断为子宫内膜异位症。刻诊：正值行经末期，面色苍白，头晕，神疲乏力，短气懒言，不断按下腹，舌淡，苔薄白，脉沉细弦。此乃血虚夹瘀之痛经证。治宜益气化瘀，调经止痛。以化瘀定痛汤为基本方加味：黄芪、杜仲各30g，鸡血藤、太子参、续断、桑寄生各20g，赤芍15g，莪术、三棱、蒲黄、五灵脂、元胡、田三七、川芎、桃仁、大黄炭、炮姜炭、甘草各5g，6剂，水煎服，日1剂。3月17日二诊：自诉药后诸症大减，惟仍见面色苍白、神疲乏力等。以化瘀定痛汤随证加减调治4个月，经、量、色均已正常，痛经完全消除。

案2：张某，女，26岁，已婚，2003年11月6日初诊。患者16岁月经初潮即痛经，婚后不久逐渐加重，疼痛时间以经前至经行中期为甚，剧痛时呕吐，每次需服止痛片才能缓解；经量增多，经期延长达10余日，色黯夹有大血块，块出疼痛稍减；腰腹和肛门坠痛难忍，时有性交痛，每次月经周期必卧床休息，严重影响生活、工作。曾在多家医院检查，均诊断为子宫内膜异位症、原发性不孕，屡经治疗无效。刻见：神疲、肢冷、腰膝酸疼、少腹时有阵发性绞痛，伴心悸、双下肢麻木，舌质黯淡，苔白欠润，脉沉缓。证属气阴两伤，瘀血内阻之象。治宜益气活血，祛瘀止痛。以化瘀定痛汤为基本方加味：用药同上述，只加山茱萸15g，6剂，水煎服，日1剂。嘱其下次月经前来诊，12月11日复诊：服药后自觉面部有短时烘热感，腹痛明显减轻，阴道出血减少。上方随证加减治疗2个月经周期，经、色、量均正常，肛门坠痛感等诸症消失。于2004年9月因停经去医院做妇科检查确认已怀孕2个月，2005年4月生一女婴。

【按语】上述2案例说明自拟化瘀定痛汤治疗子宫内膜异位症疗效显著，是治疗子宫内膜异位症的有效方法。

## 子宫内膜异位症的诊治与体会

李祥云教授（上海中医药大学附属龙华医院，邮编：200032）采用中医辨证治疗子宫内膜异位症，疗效甚佳。

## 【绝技妙法】

中医理论认为肝郁气滞、寒湿凝滞、冲任损伤等都是形成子宫内膜异位症的病因，临床一般从以下几型进行辨证施治：

（1）肝郁气滞：精神抑郁、心情沉闷、多愁善虑、情志不畅；肝主疏泄，肝气郁结，肝之功能失常，肝郁则气滞，气滞致血瘀而发痛经、癥瘕；气血不和而致月经失调、不孕等。情志因素能影响下丘脑－垂体－卵巢轴的变化而致神经内分泌改变，如果腹腔液中孕激素水平下降，不能抑制有活性的子宫内膜，使子宫内膜易种植于盆腔而发生内异症。临床主证：下腹胀痛经行痛剧、痛引腰骶、痛甚昏厥、腹痛拒按，性交疼痛，胸胁作胀、乳房胀痛，经行淋漓、经色紫黯，夹有血块，婚后不孕，舌苔薄质紫、边尖有瘀点，脉弦。

治则：理气活血、散结止痛。方药：血府逐瘀汤（《医林改错》）加减，药用：当归、川芎、赤芍、生地黄、枳壳、柴胡、桃仁、红花、牛膝、香附等。若经行不畅加益母草、失笑散；阴部坠胀加川楝子、柴胡；经行发热加红藤、大黄；乳房胀痛加橘叶、橘核；经行淋漓加蒲黄、炒地榆。

（2）寒湿凝滞：经行、分娩或产后受寒，或久卧湿地，寒湿之邪客于冲任胞脉，血行不畅则痛经或癥瘕；素体虚弱，脏腑功能减退，阳气不振，冲任之脉失于温煦，血失固摄，血不循经而致月经不调或癥瘕。目前研究发现，脏腑功能低下，易导致免疫功能异常。免疫系统调节失控，由免疫细胞分泌的一系列细胞因子、炎症介质等参与，促进异位内膜进一步生长和增殖而发生内异症。临床主证：经常下腹冷痛、隐痛、得热则舒、经行腹痛加剧，畏寒肢冷，腰膝冷痛，头昏头痛，白带较多，月经不调，大便溏薄，婚后不孕，舌边紫黯、苔薄白，脉细紧。治则：温经通络、活血化瘀。方药：温经汤（《金匮要略》）加减，药用：当归、川芎、白芍、桂枝、人参、生姜、丹皮、甘草等。若下腹冷痛加艾叶、紫石英；小腹下坠加黄芪、升麻；大便溏薄加炒扁豆、肉豆蔻；带下增多加芡实、鸡冠花。

（3）肾虚瘀阻：房事不节或产育过多伤及肾气，致冲任损伤；因肾藏精，肾亏则精少，胞脉失于濡养，冲任气血不足，使气血运行不畅，滞而瘀阻。肾亏冲任损伤者易致免疫功能异常而发生内异症；肾亏瘀阻者易导致内分泌紊乱，排卵障碍，发生未破卵泡黄素化综合征，内异症属肾亏瘀阻型致不孕患者中 79% 是 LUFS 者。临床主证：经常腰酸，头晕耳鸣，经行腹痛、痛引腰骶，肛门坠胀，平时少腹隐痛或不痛，月经先后不定期，经行量多、经色黯红，眼眶发黑，神疲乏力，孕后流产，继发不孕，舌苔薄质黯，脉细。治则：活血化瘀、补肾调经。方药：内异消（经验方）加减，药用：三棱、莪术、淫羊藿、肉苁蓉、菟丝子、穿山甲、水蛭等。若月经量多加阿胶、岗稔根；头晕耳鸣加女贞子、墨旱莲；继发不孕加仙茅、胡芦巴；神疲乏力加党参、黄芪。

（4）瘀热内阻：素为内热之体，或经行、产后复感热邪，或情志过极化火，或过食辛辣燥热之品，或瘀血日久滞而化热，邪热阻内伤及冲任，气血不畅致内异症。临床主证：下腹疼痛、腹部有灼热感，常有低热或经行发热，大便干结，口渴或口干不欲饮，月经提前、经色红夹血块，带下色黄，舌质红、苔薄黄，脉细数。治则：活血化瘀、清热散结。方药：清热调血汤（《古今医鉴》）加减，药用：黄连、生地黄、丹皮、桃仁、红花、丹参、香附、莪术、延胡索等。若伴低热加地骨皮、青蒿；心烦易怒加郁金、川楝子；月经先期加黄芩、黄柏；湿热重加土茯苓、萆薢；月经过多加炒槐花、陈棕炭。

（5）痰热互结：瘀阻可因气滞而引起，如果肝气失调、肝旺克脾，脾虚易致痰湿内生，痰湿内阻，影响肾之气化，使水湿停聚，气血津液运行失常，痰瘀互结而致内异症。临床主证：月经量多或少，经期延长，肛门坠胀，性交疼痛，腰尻酸痛、经行加剧，胸闷不舒，喉中痰结，形体肥胖，嗜睡乏力，平时带多，婚后不孕，舌黯、舌尖有瘀点，苔白腻或厚腻，脉细濡。治则：软坚化痰、活血止痛。方药：血竭散（《增效产乳备要》）加消瘰丸（《医学心悟》）加减，药用：血竭、没药、丹参、赤芍、山慈姑、薏苡仁、竹茹、象贝母等。若月经不调加当归、川芎；胸闷不舒加全瓜蒌、枳壳；痰湿重加苍术、石菖蒲；瘀阻重加蛰虫、夏枯草；有包块者加水蛭、莪术。

# 五、不孕症

## 治疗月经不调不孕症经验

　　李祥云教授（上海中医药大学附属龙华医院，邮编：200040）从医40载，临床经验丰富，擅长不孕症的治疗，疗效甚佳。

## 【绝技妙法】

　　以肾为本，注重阴阳平衡，兼顾后天之本，李教授认为肾为先天之本，主藏精气，是人体生长、发育、生殖发育的根本；而且精又为化血之源，直接为胞宫的行经、胎孕提供物质基础。须重视阴阳平衡，如果是阳虚重，即在调整阴阳的基础上加重补阳药，反之阴亏重时即加重滋阴之品。肾为先天之本，需后天之本脾来扶佐，脾为生化之源，脾盛则生化旺盛，气血充足，更能滋肾养精，使肾精足，充分发挥肾的作用，故补肾中常加用党参、白术、黄芪等药就是这个道理。此外为使肾精足，肾的功能旺盛，还常加用坎炁、鹿角胶等血肉有情之品，补人之精气神，助肾之功能，利于种子受孕。

　　不孕原因甚多，症状表现各异，李师主张详细辨证分型用药。在分型用药的基础上，又根据肾之阴阳在月经周期中的转化规律，行中药人工周期治疗同时还应结合妇科检查及辅助检查综合分析，是取效的关键。

　　1. 辨证分型治疗

（1）肾气不足型：补肾温阳，调经助孕。方药：毓麟珠（《景岳全书》）加减：附子 9g，肉桂 3g，熟地、山茱萸、巴戟天、淫羊藿、淮山药、首乌各 12g。

（2）脾肾亏损型：健脾补肾，益气调经。方药：内补丸（《女科切要》）合参苓白术丸（《和剂局方》）加减：党参、黄芪、山药、熟地黄、肉苁蓉各 12g，白术、茯苓、潼蒺藜各 9g。

（3）肝肾亏损型：滋肝补肾，调理冲任。方药：助黄汤（经验方）加减：肉桂 3g，当归 9g，白芍、熟地黄、枸杞子、淫羊藿、菟丝子、肉苁蓉各 12g 等。

（4）阴虚内热型：养阴清热。方药：知柏地黄丸（《医宗金鉴》）加减：生地黄、丹皮、地骨皮、山药各 12g，山茱萸、知母、黄柏、当归各 9g。

（5）气滞血瘀型：理气活血，破瘀止痛。方药：血府逐瘀汤（《医林改错》）加减：当归、赤芍、红花、桃仁、柴胡、枳壳、三棱、莪术各 9g，川芎 4.5g，丹皮 12g。

（6）痰湿阻滞型：化痰燥湿，健脾调经。方药：苍附导痰丸（《叶天士女科》）加减：苍术、茯苓、白术、陈皮、半夏各 9g，天南星、石菖蒲各 12g，青礞石 15g。

（7）寒湿凝滞型：温经散寒，暖宫助孕。方药：附子理中汤（《伤寒论》）加减：肉桂 3g，川芎 4.5g，吴茱萸 6g，当归、附子、干姜、白术各 9g，香附、党参、紫石英各 12g。

（8）肾亏瘀阻型：活血补肾，祛瘀消癥。方药：内异消（经验方）加减：三棱、莪术、苏木、穿山甲、路路通各 9g，地鳖虫、水蛭、淫羊藿、菟丝子、巴戟天各 12g。

2. 中药人工周期治疗

（1）经后期：此期经水适净，子宫内膜脱落后始修复，精血耗伤，血海空虚，身体抵抗力低下；卵泡处于发育阶段，雌激素低水平，基础体温为低温相。属于阴亏的阶段。因此，经后期阴亏重，应适当加用滋补肾阴（血）药，常选用生地黄、熟地、首乌等。

（2）期中（排卵期前后）：排卵前期子宫内膜已显著增生，卵泡渐趋成熟，雌激素水平达中度至高度，阳盛的时期。所以，此期用药要考虑到以阳为主的特点，维持基础体温的高相水平。另外，肾为水火之脏，"静则藏，动则泄"，因此，治疗时虽着重于阳，仍宜于水中补火、阴中求阳，才能使阴阳平衡，可酌情加入益肾助阳及调气活血之品，以阳施阴化，静中求动，通过补肾气、调冲任，使"天癸"旺盛，从而达到促排卵及促进黄体良好发育的功能。常选用淫羊藿、巴戟天、肉苁蓉、丹参、泽兰、枸杞子、菟丝子等。肾阳虚重者加附子、肉桂，有促排卵作用。

（3）行经前期及行经期：经前期由于黄体从成熟逐渐转向退化，雌激素和孕激素的分泌也迅速减少，子宫内膜呈衰竭状态，性激素水平进一步下降，内膜失去支持而萎缩剥落出血，即月经来潮；基础体温亦急趋下降。此时为阳转入阴的阶段。治宜因势利导，以通为主，活血化瘀，引血下行。常选用益母草、川牛膝、红花、凌霄花、鬼箭羽等。同时还根据经行时所出现的症状随证加减用药，如腰酸加杜仲、狗脊；乳房胀痛加橘叶、橘核；痛经加延胡、川楝子。这样既调整了月经周期，又减轻了经行症状，使机体阴阳平衡，冲任调和，能助孕有子。

## 补肾调经法……治疗不孕症

刘学勤医师（江苏洪泽县中医院，邮编：223100）采用补肾调经法治疗不孕症，疗效满意。

## 【绝技妙法】

不孕症是妇科常见病之一，肾虚是导致不孕的主要因素，因而治疗不孕症应以补肾为主。中医学认为，"肾为生殖之本"。补肾调经是按照月经周期中四个时期的生理特点，注重"经前以理气为先，经期以调经为要，经后以补虚为当"的治疗原则。通过调经，为患者建立起正常的月经周期，并为受孕创造条件。

（1）经后期（增殖期）：为月经周期第 4 ~ 14 天左右。此期经水已净，由于内膜脱落，正待修复，抵抗力低下，卵泡处于发育阶段，基础体温（Basal Body Temperature，BBT）低相。"经本于肾"，"经水出诸于肾"。在肾气的作用下，胞宫行藏精气而泻的功能，补肝肾之阴精，使阴精充足，为卵泡发育成熟准备良好的物质基础。方用二至地黄汤或左归饮加减：当归、白芍、生地黄、熟地黄、山茱萸、丹皮、泽泻、菟丝子各 10g，川芎 6g，黄芪 15g。

（2）经间期（排卵期）：为月经周期的第 14 天左右。激素分泌形成高峰，脑垂体分泌大量黄体生成素，导致成熟的卵泡破裂、排卵，BBT 持续上升。此期为肾中阴阳转化时期，阴精得以充实，并在肾气的作用下进行转化。治以温阳通络、行气活血促使卵子顺利排出，以利受孕。方用促排卵汤加减：当归、赤芍、熟地黄、葛根、红花、菟丝子、淫羊藿各 10g，川芎 6g，黄芪 20g。

（3）经前期（分泌期）：为排卵后至月经来潮，是黄体成熟和退化阶段。此阶段为阴充阳长，肾阳渐旺，胞宫温暖待孕。如受孕后脏腑气血在肾阳的作用下，聚血养胎。反之未孕，脏腑气血下注血海，应有月经来潮，为使肾阳肾阴基本平衡，则应阴阳平补气血双调，方用毓麟珠加减：当归、白芍、山药、续断、杜仲、白术、熟地黄、制香附、鹿角霜各 10g，川芎 6g，黄芪 15g。

（4）行经期：此期子宫内膜出血坏死脱落，形成月经，也标志着新的月经周期开始。此期可用行气活血、通经之品，使气血运行胞宫，排泄通畅。方用四味调经汤：当归、赤芍、川牛膝、桃仁、红花、益母草、泽兰叶、制香附各 10g，川芎 6g。

用药加减方法：如兼肝郁者，应加疏肝理气之品；兼痰湿者，需加健脾化痰湿药。经后期论治可重用补阴及补血药，注意少佐补阳之品，以达到阳中求阴。经后期是治疗的基础。而经间期以补肾调气血为主，促进排卵，是治疗的关键。此时除调补气血外，要加入活血通络药（如红花、葛根之类），以通经活络、扩张血管，使卵子顺利排出。现代药理研究表明，葛根有扩张血管的功效。经前期在平补肾阴肾阳的前提下，少佐理气之品，谨防大量辛温走窜、动血药催经止孕。在行经期，如基础体温不能迅速下降，须加入清降心肝之火的黄连、莲子心之类，或温通经血、引火归源的肉桂等治之。

## 【验案赏析】

蔡某，女，25 岁，2001 年 10 月初诊，婚后 2 年不孕。配偶精液检查正常。患者月经初潮于 18 岁，30～40 天 1 行，量少色褐，4 天净。刻诊：经潮 1 天，量较少，色淡红，夹有血块。用四味调经汤加减：当归、赤芍、川牛膝、桃仁、红花、益母草各 10g，川芎 6g，3 剂。4 天月经干净。经后给予补肾养血、滋阴助阳，取二至地黄汤加减：当归、川芎、白芍、生地黄、熟地黄、黄芪、山茱萸、丹皮、泽泻、女贞子、墨旱莲、菟丝子各 10g。8 剂后，BBT 低相，白带较少。予上方加炙龟甲（先煎）15g，紫河车 10g，再进 4 剂，白带增多，呈蛋清样。按经间期论治，药用促排卵汤加减：当归、赤芍、白芍、熟地黄、续断、丹参、葛根各 10g，川芎 6g，菟丝子、红花各 8g。3 剂后，BBT 显著上升。按经前期论治，药用毓麟珠加减：当归、白芍、山药、鹿角霜、制香附各 10g，川芎、柴胡各 6g。

7 剂后，BBT 高相，体温 37℃，停经 40 天，查尿人绒毛膜促性腺激素试验为阳性。

【按语】用补肾调经法治疗卵巢功能失调性不孕症，疗效满意。但同时应注意个体差异，掌握辨证施治。

## 补肾填精种子汤加减……治疗不孕症

陈义春医师（四川泸州市纳溪区中医院，邮编：646300）采用补肾填精种子汤加减治疗不孕症，取得良好疗效。

## 【绝技妙法】

不孕症是妇科临床常见的疑难病证。现代医学认为，本病的发生与内分泌失调所致的无排卵或排卵障碍、黄体功能不健，以及生殖器官发育不良或炎症等有密切关系。原发性不孕多为肾精不足，以虚为本。继发性不孕则以虚实挟杂为特点，多虚多瘀。

陈义春医师在临床实践中发现，卵泡发育障碍，排卵障碍，黄体功能不全的不孕者都表现出白带量少或无，阴道干涩，经血量少、色黑，腰膝酸软，失眠多梦等肾精不足之象，以及内分泌相关激素水平低下（如低雌激素、低孕激素），卵巢无卵泡发育、生存，或呈小卵泡闭锁等一系列卵巢机能衰减表现。因而填精血，补冲任，调气血是治疗本病之关键。

补肾填精种子汤治疗不孕症，以 2 个月经周期为 1 疗程，可连续 1～3 个疗程，治愈率 78.13%，补肾填精种子汤治疗继发性不孕疗效较佳，对原发性不孕的治疗效果差。

## 【常用方药】

补肾填精种子汤组成：枸杞子、菟丝子各 20g，覆盆子

18g，女贞子、墨旱莲、当归、白芍、香附各15g，熟地黄、肉苁蓉各12g，茺蔚子、红参各10g。

方中枸杞、覆盆子、菟丝子、女贞子、熟地等滋阴补肾以填精，精气充使卵泡发育、子宫内膜得以增生，此为阴生；再以肉苁蓉、紫河车、巴戟天、鹿角霜补肾气、壮肾阳，使孕激素足，黄体功能健，则为阳长；人参、当归、白芍补气血，助阴生阳长；茺蔚子活血行瘀；柴胡、香附疏肝解郁使气机条达，下丘脑—垂体—性腺系统兴奋，卵巢机能正常，以利受孕。

现代药理研究证明，巴戟天、肉苁蓉、覆盆子、菟丝子能直接刺激下丘脑、垂体，使黄体生成素分泌增多；人参有类促性腺激素的作用，能增加卵巢重量，使雌、孕激素增多的功能。

## 【验案赏析】

孙某，女，28岁，农民，2000年5月27日就诊。已婚8年，孕2人流2，就诊时已3年多未孕。丈夫健康，夫妻生活正常。月经史：14岁初潮，2～3/28～30天。末次月经2000年5月24日。经量少，经色暗淡，经行前胸胁及乳房胀痛，经行时少腹堕痛，喜按，经后腰痛如折，膝软。性欲淡漠，分泌物少，阴道干涩，舌质淡，苔薄白，脉弦细。妇检：外阴、阴道正常，宫颈光滑，子宫前位，活动尚可，输卵管通畅，基础体温呈单相型。子宫内膜活检结果：子宫内膜腺体分泌不足。诊断：排卵障碍性不孕。辨证：肾精不足，冲任虚损。治则：补肾填精，调节冲任。给予补肾填精种子汤加减治疗4个月经周期。治疗后的第2个月经周期，经前胸胁胀痛减轻，月经量有所增加，经后腰痛缓解，排卵期分泌物增多，基础体温略呈双相，但后期体温升高时间不足14天。提示黄体功能不全。因此在第3个月经周期的排卵期后，在上方加鹿角霜、仙茅各15g，紫河车用量加至30g。至第4个月经周期时，经行前后胁、腹、腰痛等症状消失，精神转佳，月经量、色、质正常，排卵后白带增加，呈拉丝状。于2000年9月30日因月经未行5日，基础体温持续升高，HCG试验呈阳性。次年6月顺产一女。

【按语】补肾填精种子汤具有补肾精、调冲任、和气血、疏肝郁、调气机之功，使肾精足，冲任充，气血调，天癸至，故能有子。

## 中药人工周期疗法⋯⋯治疗不孕症

吕绍光主任医师（福建省立医院，邮编：352200）应用中医药人工周期疗法治愈不孕症，疗效满意。

## 【绝技妙法】

吕绍光主任医师在治疗不孕症时，倡导中医助孕首重调经之理论，从不放弃每个月经周期受孕的机会，注重补肾养血调经，主张月经前半期处方当以活血化瘀，消炎补肾为主，意在畅通输卵管及促进排卵；月经的后半期处方当以补肾养血消炎为主，不用活血化瘀，意在固冲任以促进受精卵着床。补肾是人工周期的基础，通过补肾以提高雌激素的水平，促进卵泡的发育，在补肾的基础上继用补血活血法，促进排卵；续用滋阴补肾促使黄体功能健全；再用活血调经法，使子宫内膜坏死脱落，形成月经来潮，血去则虚，终用补肾固冲任，以促使月经规则而受孕。

（1）采用简化纯中医药人工周期疗法：该疗法是在中医辨证分型的基础上，根据卵巢的周期性变化，即卵泡期、排卵期、分泌期、黄体萎缩期、月经期，采用相应的治疗方法。在卵泡发育期即月经周期第5～9天、治以补肾养血益精，方用促排卵汤：当归、熟地黄、枸杞子、何首乌、肉苁蓉、怀山药、香附；在排卵前期及排卵期，即月经周期第 10 ~ 15 天,治以补肾养血活血,方用促排卵汤:当归、川芎、赤芍、丹参、白芍、香附、益母草等;在黄体形成期,即月经周期第 16 ~ 20 天,治以益肾养肝固冲任,方用促黄体汤:生地黄、熟地黄、黄芩、白术、桑寄生、杜仲、枸杞子、续断、何首乌;在黄体萎缩期,即月经前 3 ~ 5 天,治以理气活血调经,用活血调经汤:归尾、赤芍、马鞭草、定经草、香附、丹参;在月经期、即月经周期第 1 ~ 5 天,治以补肾固冲任,方用固益冲任汤:何首乌、枸杞、肉苁蓉、党参、当归、黄精、女贞子、墨旱莲。而简化中医药人工周期疗法,即在月经周期第 5 天开始,即卵泡发育期,排卵前期,排卵期,按中医辨证,用养血活血健脾益肾法,药用:当归、川芎、赤芍、丹参、香附、党参、黄芪、女贞子、仙茅、巴戟天、淫羊藿等。在月经周期第 14 ~ 16 天排卵后,黄体形成期开始用养血固冲任补肝益肾法,药用:黄芩、白术、杜仲、桑寄生、续断、枸杞子、制何首乌、女贞子、巴戟天等。并结合基础体温和监测卵泡发育和排卵,据此以指导患者同房与处方用药。

(2)采用中药人工周期合西药克罗米芬治疗:中药同前,部分病例用中药治疗经 3 个月经周期不理想,则于月经周期第 5 天加服克罗米芬 50mg/ 天,共 5 天,3 个月为 1 个疗程,用药 3 个月仍未见效者,于第 4 个月开始加服克罗米芬 100mg/ 天,共 5 天。3 个月经周期为第 2 个疗程。

(3)对男方精液不正常如少精、弱精,用阴阳双补益肾生精,药用:黄精、何首乌、熟地黄、女贞子、仙茅、淫羊藿、巴戟天、黄柏、红藤等。精液不液化用滋阴清热法,药用:知母、黄柏、山茱萸、枸杞子、女贞子、墨旱莲、覆盆子、金银花、蒲公英、紫花地丁、生地黄、玄参等以稀化精液。

## 清热通管促孕汤保留灌肠……治疗输卵管阻塞性不孕症

毕晓菊（湖北荆门市中医院，邮编：448000）采用自拟清热通管促孕汤治疗输卵管阻塞性不孕症，疗效较满意。

### 【绝技妙法】

输卵管因素是不孕症的最常见病因，其中尤以输卵管炎症引起伞端闭锁或输卵管粘膜破坏而使输卵管阻塞最为多见。现代医学主要通过消炎抗菌、输卵管内注射药液、输卵管造口等显微外科复通手术治疗。中医学认为本病病因多为湿热毒邪外侵入胞，与余血浊液相搏，结为血瘀，致天癸、冲任功能失调，脏腑气血失和，胞脉阻塞，而发为本病。其病机重点在于湿热久蕴以致血瘀不通，故治疗重点在清热化湿、活血化瘀、凉血散结、通络止痛。

自拟清热通管促孕汤功效：清热化湿、凉血活血、化瘀散结、通络止痛。

自拟清热通管促孕汤疗效：在接受治疗的 79 例患者中，痊愈（经碘油造影检查确诊双侧输卵管通畅或已妊娠）21 例，好转（造影见单侧通畅或阻塞病灶的面积明显缩小）32 例，无效（输卵管阻塞部位无任何改变）26 例，总有效率 67.1%。

### 【常用方药】

清热通管促孕汤组成：丹参、赤芍、金银花各 30g，当归、蒲公英各 20g，白术、乳香、没药、穿山甲、生地黄、丹皮、延胡索各 10g，海藻、路路通、茯苓各 15g。

加减变化：气虚加党参 20g，黄芪 15g；寒凝加桂枝 15g；肝郁加香附 15g；血瘀加川芎 15g，五灵脂 10g；湿盛加苍术 15g。

服法：上药水煎 2 次，滤过取汁，两汁合并后，再浓煎至 100ml 备用。患者于月经干净后第 4 天开始，每晚临睡前排尽二便，将药液加温至 42℃左右，保留灌肠，尽量保留 8 小时以上。连用 15 天为 1 个疗程，至下次月经来潮后再重复。同时配合输卵管通液术，以生理盐水 40ml 加庆大霉素 8 万单位，地塞米松 5mg 缓慢注入。于灌肠 5 天后开始，隔日 1 次，1 疗程计 3 次。下 1 疗程开始后再用。至输卵管通畅后再用 1 疗程（3 次）后停用。

自拟清热通管促孕汤中，赤芍、生地黄、丹皮清热凉血，金银花、蒲公英清热解毒；茯苓、海藻、白术化湿利水；丹参、乳香、没药、穿山甲、赤芍、延胡索、路路通活血化瘀、行滞通络、消痈止痛；当归、白术健脾益气、补血活血。诸药合用，既能固本，又能祛邪，标本兼治。

## 三步疗法······治疗不孕症

孙合群医师（河南鹤壁市第一人民医院，邮编：458000）临床用三步用药治疗不孕症，取得满意疗效。

### 【绝技妙法】

孙合群医师按月经期、月经后、排卵前三步用药治疗不孕症，排除男方因素，治疗 3 个月经周期，总有效率达 90%。

### 【常用方药】

（1）月经期用药：月经期是指月经第 1～5 天，此时血海满盈，治以促使子宫内膜顺利脱落，经血正常排泄为宗旨。方选自拟活血调经方。

活血调经方组成：当归、川芎、丹参、牛膝各 15g，柴胡、郁金、桃仁、红花、制香附、泽兰、益母草各 10g，甘草 6g。

服法：每日 1 剂，水煎服。

加减：行经时腹部冷痛，上方加白芷、乌药、桂枝各 10g，细辛、肉桂各 3g；小腹坠胀痛时，加青陈皮、川朴、枳壳、荔枝核、乌药、元胡各 10g；输卵管不通病人，加皂刺、路路通各 15g，川楝子 10g；月经提前，加丹皮、地骨皮、黄柏各 10g。

（2）月经后或月经将要干净时用药：月经第 6 ～ 9 天的这一阶段，月经甫净，血海相对空虚，当用补肝肾、促卵泡发育的药物，四二五合剂在此使用就很恰当。

四二五合剂是北京中医院名老中医刘奉五先生的经验方，该方集四物汤、二仙汤、五子衍宗丸三方为一方，确有补肝肾、益精血、促助孕之功，依此方意，拟助孕方。

**助孕方组成：**菟丝子、沙苑子各 30g，熟地黄、山药、首乌各 20g，当归、川芎、川断、寄生、覆盆子、枸杞子、淫羊藿、白芍各 15g，女贞子、黄精、五味子各 10g，仙茅、吴茱萸、甘草各 6g。

加减：胃满纳差者，上方减少药物用量，加焦三仙各 15g，陈皮、川朴各 10g；输卵管不通者，加皂刺、路路通各 15g，并用炒盐布包，热敷小腹部两侧，1 天 1 ～ 2 次。

（3）排卵前用药：排卵前期即月经第 10 ～ 12 天，这一时期，用补肾药能补黄体、促助孕，用理气活血通窍药能促排卵，依这一原则，拟助孕方。

**常用方药：**助孕方原方加紫石英 30g，路路通、牛膝各 15g，制香附、蛇床子各 10g。

服法：每日 1 剂，水煎服。以上治疗 1 个月经周期为 1 个疗程，病人一般经 1 ～ 3 个疗程的治疗。

## 【验案赏析】

刘某,女,27 岁,农民,就诊于 2002 年 7 月 23 日。婚后 3 年余,夫妇同居,未采取避孕措施,一直不孕,其爱人在我们医院精液化验,未发现异常。月经史:13 岁初潮,月经一般错后 1 周左右,经前及月经第 1 ~ 2 天,小腹部疼痛下坠,经行 5 天净,月经量偏少,经色紫暗,有小血块。末次月经 2002 年 7 月 22 日下午。拟三步治疗法治疗 3 个月经周期,依基础体温找出排卵规律,在第 3 个月经周期治疗用药的同时,告知排卵日,嘱夫妇同房,当月妊娠。现妊娠 4 月余,B 超检查:胎儿发育正常。

【按语】根据孙合群医师经验,如果患者基础体温呈单相型变,以往不用黄体酮不来月经者,在使用三步用药的同时,可配合西药克罗米芬、HCG 等以增强促排卵疗效。

## 滋补肝肾……治疗黄体不健不孕症

孙杰医师（河南南阳医专附属医院，邮编：473058）采用中药滋补肝肾法为主治疗黄体不健患者，取得满意疗效。

## 【绝技妙法】

黄体不健是导致不孕症的重要原因。中医学认为:肾为先天之本,肾主生殖。肾藏精肝藏血,肝血可以转化为肾精,肾精又可化为肝血,肝肾相互滋养,称肝肾同源。黄体不健患者,肝肾两虚居多,在卵泡期治宜滋补肝肾,用六味地黄汤合二至丸加菟丝子、枸杞子以肝肾同治,促使卵泡正常发育。排卵后,用补肝肾的六味地黄汤加菟丝子、枸杞子与温肾阳方二仙汤合用,使黄体得到充分发育,发挥其功能,为妊娠创造有利条件。

黄体功能不健患者，经服用补肝肾中药后，能使性腺轴功能趋于正常，改善黄体功能。

## 【常用方药】

（1）在排卵前用药，月经干净后，服六味地黄汤加味。

六味地黄汤组成：熟地 15g，山药、茯苓、丹皮各 10g，泽泻 6g，山茱萸肉、枸杞子各 10g，菟丝子 20g，女贞子、墨旱莲各 10g。

（2）排卵后用药，六味地黄汤合二仙汤加减。

六味地黄汤合二仙汤组成：熟地黄 10g，山药 15g，茯苓、丹皮、山茱萸肉，枸杞子各 10g，菟丝子 20g，仙茅、淫羊藿各 10g，肉桂 6g。

加减用药：根据患者临床表现分型。肝郁型：月经先后不定期，痛经，经前乳胀，舌质黯、脉弦细，加香附、延胡索、川芎各 10g；脾虚型：月经先期，经量或多或少，经色淡，面色萎黄，纳差，乏力，舌胖嫩，脉细无力，加党参、黄芪、白术各 10g；虚寒型：月经后期量少，色黯，小腹冷痛，畏寒，便溏，肉桂加大用量，加干姜 6g，吴茱萸 10g。

服法：水煎服，每日 1 剂，共 6 剂。连服 3 个月经周期（1 个疗程），于月经周期 22 ~ 24 天复查血清孕酮。未孕者，可再服 1 个疗程。

## 【验案赏析】

秦某，女，28 岁，1997 年 5 月 6 日初诊，婚后 3 年未孕，月经先期，量多，色淡，体胖，面色黄，舌质胖嫩，脉细无力。初诊：为患者月经周期第 10 天，药用：菟丝子、党参、黄芪各 20g，丹参 15g，熟地、山药、茯苓、丹皮、山茱萸肉、淫羊藿各 10g，肉桂 6g。每日 1 剂服至月经来潮，并嘱测基础体温，月经干净后再次就诊。二诊：月经第 5 天，药用：菟丝子、党参各 20g，熟地黄、白术各 15g，山药、丹皮、山茱萸肉、枸杞子、茯苓、女贞子、墨旱莲各 10g，泽泻 6g。6 剂。三诊：月经第 12 天，药用：菟丝子、党参、黄芪各 20g，熟地黄 15g，山药、丹皮、山茱萸、茯苓、仙茅、淫羊藿、白术各 10g，肉桂 6g。四诊：上次月经周期为 26 天，所测基础体温高为 10 天，采原方案继续用药 1 周期。五诊：月经周期第 32 天仍未来潮，基础体温高温相持续第 6 天，尿酶免试验阳性，即用寿胎丸加味，保胎治疗 2 个月，次年顺产一女婴，母女均体健。

【按语】患者经服用补肝肾中药后，能使性腺轴功能趋于正常，改善黄体功能。因此，治疗黄体不健所致的不孕，可以从中医的肾－天癸－冲任这一生殖轴及肝肾关系进行全面地了解并确立治疗原则。

## 自拟排卵汤······治疗排卵功能障碍性不孕症

李淑敏医师（河南中医学院二附院，邮编：450002）运用自拟排卵汤治疗排卵功能障碍性不孕症，取得了满意疗效。

## 【绝技妙法】

排卵功能障碍性不孕症为不孕症中的一个常见类型。现代医学认为女性的生殖功能有赖丘脑－垂体－卵巢－子宫轴维持。在这一轴线的调节下，各种性激素协调分泌，导致周期性的卵泡发育、排卵、黄体形成、黄体萎缩，形成生理性月经周期。若此生殖轴功能失调，会引起卵泡发育不良，无排卵或黄体功能低下，并引发月经紊乱及不孕症。中西医从不同角度认识不孕症，但此两种理论可相互印证。众多的临床观察及实验研究表明，补肾药可调节卵巢的功能，肾－天癸－冲任－胞宫轴与下丘脑－垂体－卵巢－子宫轴有类似之处。这对临床治疗不孕症有重要的指导意义。

李淑敏医师注重中医理论与现代医学理论相结合，强调肾在生殖功能中的重要地位。认为治疗不孕症应从肾入手，但也不能忽视肝脾的作用。肝藏血，主疏泄，调气机，体阴而用阳，且冲脉附于肝，与女子月经密切相关。若情志不舒，肝气郁结，气血失调，冲任不能相资而不孕。月经的成份是血，脾为气血生化之源。若脾虚失于运化，脾虚血少或脾虚湿盛，可致冲任胞脉失养或壅滞不通不能摄精成孕。

排卵汤能使肾中阴阳充盛平衡，肝气畅达，脾气健运，三者功能相互协调，则月经、孕育功能自然正常，因此治疗排卵功能障碍性不孕症，取得满意疗效，总痊愈率 79.82%。

## 【常用方药】

排卵汤组成：熟地黄、山茱萸、菟丝子、淫羊藿、当归、白芍、党参、白术、茯苓、山药、甘草。

加减：阴虚内热者加生地黄、女贞子、丹皮；偏阳虚者加巴戟天、仙茅；形体肥胖者加泽泻、车前子。

服法：水煎服，日1剂，从月经周期第9天开始服药，连服6剂。

排卵汤中熟地黄、山茱萸、菟丝子、淫羊藿补肾中阴阳之气；当归、白芍、香附疏肝养肝；党参、白术、茯苓、山药、甘草健脾益气。

## 理冲汤灌肠配合灸疗神阙穴……治疗不孕症

孙腊梅等（长春中医药大学，邮编：130117）以理冲汤为基本方配合灸疗神阙穴治疗不孕症患者，取得较为满意疗效。

## 【绝技妙法】

中医学认为，肾虚、肝郁、痰湿、血瘀是产生不孕症的主要病因。笔者认为不孕症病程较长，虽病因不一，然"久病必瘀"，气滞血瘀乃最终病理机转。血瘀形成后，血脉痹阻，肾精不充，胞宫失养，冲任失调，因而不能摄精成孕，据现代药理研究，活血化瘀中药具有促进卵泡发育、子宫内膜修复、受精卵着床、改善内分泌功能、促进炎症吸收和粘连松解等作用。而临床观察亦发现，运用补肾活血化瘀中药可促进卵泡成熟，激发排卵，因此治疗不孕症需与辨证辨病相结合，尽管原发病不同，但均可选用活血化瘀药治疗。

理冲汤出自张锡纯《医学衷中参西录》，具有补脾益肾、行气活血、消瘀散结的功效。理冲汤灌肠配合灸疗神阙穴治疗不孕症的疗效可靠，总有效率76%。

## 【常用方药】

理冲汤基本组成：党参25g，白术15g，黄芪30g，山药25g，三棱15g，莪术15g，败酱草25g，薏苡仁25g，牛膝15g，车前子15g，蜈蚣2条，土鳖虫10g，鸡血藤50g。

方法：理冲汤水煎浓缩至150ml，每日1剂，每日1次灌肠。每月连续治疗12天，每天配合灸疗神阙穴30分钟，以1个月为1疗程。

理冲汤中三棱、莪术理气化瘀，消癥散结；人参、黄芪补气养血，鼓舞正气；天花粉、知母养阴生津；白术、山药健脾益肾，诚为治疗不孕症之良方，临证时需辨证应用。气滞血瘀型多见于子宫内膜异位症、输卵管炎症或阻塞，可加用少腹逐瘀汤或软坚散结之品；肾虚不孕多见于卵巢功能低下或子宫发育不全，可合用毓麟珠或养精种玉汤等化裁；痰湿内阻型，多见于多囊卵巢综合征或卵巢囊肿，加用启宫丸及活血利水之品。应用活血化瘀药治疗不孕症应当分清虚实：血虚侧重于活血养血，血瘀侧重于破血通瘀。活血化瘀药易耗气伤阴，故常须与补气养阴药合用，则化瘀血而不伤新血，开郁气而不伤正气。

## 【验案赏析】

方某，38 岁，2005 年 1 月 30 日初诊。结婚 15 年，继发不孕 7 年，自然流产 3 次，近 3 年自感双侧少腹痛，月经延期，量少色淡红，畏寒肢冷，神疲乏力，语声低怯，腰膝酸软，小腹疼痛，经期加重，食欲不振，大便尚可，小便清长，舌淡红，苔薄白，脉沉细。输卵管通液术示双侧输卵管欠通畅，测基础体温为单相，诊刮术后病理回报：子宫内膜单纯增生过长，西医诊断为：排卵功能障碍兼输卵管不全通畅，2 次输卵管通液术后，示双侧输卵管通畅，测基础体温仍为单相，中医辨证为肾阳不足，瘀阻胞宫，宫寒不孕，治以温肾健脾、行气活血，方选理冲汤加味。处方：上方加桂枝 15g，茯苓 25g，甲珠 10g，皂角刺 10g。水煎浓缩至 150ml 灌肠，每日 1 次，每天配合灸疗神阙穴 30 分钟。连续治疗 3 个月后，患者于 2005 年 7 月妊娠，2006 年 4 月足月剖腹产一健康男婴。

【按语】理冲汤灌肠配合灸疗神阙穴治疗不孕症，能收到单纯中药治疗得不到的疗效。

# 六、妊娠病

## 辨证施治配合针灸疗法……治疗妊娠恶阻

胡晓霞医师（广东省中医院，邮编：510120）以中医辨证分为肝胃不和、脾胃虚弱、气阴两虚 3 型配合针灸疗法治疗妊娠恶阻，总有效率 95%。

## 【绝技妙法】

（1）肝胃不和型（22 例）：症见呕吐酸水或苦水，胸满胁痛，嗳气叹息，头胀而晕，烦渴口苦，舌淡红、苔微黄，脉弦滑。

治法：抑肝和胃，降逆止呕。

苏叶黄连汤加减：苏梗、法夏、黄芩各 9g，云苓、白芍、桑寄生、干地黄各 15g，陈皮 6g，竹茹 12g。

（2）脾胃虚弱型（12 例）：症见恶心呕吐不食，口淡或呕吐清涎，神疲思睡，舌淡、苔白润，脉缓滑无力。

治法：健脾和胃，降逆止呕。

香砂六君子汤加减：木香、砂仁、陈皮、甘草各 6g，苏梗、白术、熟地黄各 12g，云苓、山药、党参各 15g。

（3）气阴两虚型（6 例）：症见呕吐较剧，口渴低热，尿少便秘，唇舌干燥，舌质红、苔薄黄而干或光剥，脉滑数无力。

治法：益气养阴，和胃止呕。

生脉散加减：太子参 20g，桑寄生、干地、麦冬、墨旱莲各 15g，肉苁蓉、苏梗、玄参各 12g，竹茹 10g。

临床常见患者因呕吐导致阴液亏损而致大便秘结，肠道壅滞，腑气不降，影响胃之和降，呕吐反复难愈，中药在辨证的基础上加润肠通便之药，如火麻仁、肉苁蓉等，腑气一通，则呕吐亦能改善。

梅花针叩刺疗法（外治法）：取碘酒酒精消毒患者头额部、双侧颞部、耳廓（足阳明胃经、手少阳三焦经、足厥阴肝经循行部位），取梅花针快速点刺，患者有轻度痛感，叩刺以皮肤潮红为度，每日 1～2 次。梅花针循经叩刺，能使经脉疏通，调整脏腑气血功能，调节大脑皮层中枢，稳定中枢神经系统，起到止呕、镇静作用。出现气阴两虚证型，症见呕吐剧烈，口渴，尿少便秘，唇舌干燥，舌质红、苔黄而干或光剥，脉细滑数无力等，予参麦液 20～40ml 或生脉液 40ml 加入 5%～10% 葡萄糖注射液（glucose solution，GS）1000ml 中静滴，每日 1 次。

妊娠病的治疗原则，一般是治疗与安胎并举，治疗时必须顾及胎元，注意安胎，若呕吐频繁，有些患者合并胎动不安症状，可予吸氧，中药适加安胎药物，如寿胎丸中的川断、桑寄生、菟丝子等。治疗时还须注意服药方法，叮嘱患者服药如饮酒状，每次喝一小口，咽下无吐，再喝 1～2 口，徐徐将药服下，切不可 1 次饮 1 大碗，否则其药未下咽，常随即吐出，以致不能发挥药效。另外，保持心情舒畅，有利于气机调达而无逆乱之弊。对于肥甘生冷之物要有节制，饮食随喜好不必强求。

## 中医辨证治疗重症妊娠恶阻

高晓俐等医师（陕西省中医药研究院附属医院，邮编：710003）采用中医辨证，分为肝胃不和及脾胃虚弱（合并气阴两亏）两型，配合静脉补液，治疗重症妊娠恶阻，总有效率 95.4%。

## 【绝技妙法】

妊娠恶阻轻者不需特殊治疗，严重者呕吐频繁，不能进食，可发生营养障碍和水电解质代谢紊乱，甚至可导致循环衰竭、酸碱平衡紊乱或肝肾功能衰竭。其发病机理现代医学尚不明确，多认为与绒毛膜促性腺激素的水平增高有关。祖国医学认为，本病因孕后血聚养胎，冲气较盛，冲气上逆，胃失和降所致。以中药辨证为主，配合补液，见效快且疗效好。

（1）肝胃不和型：妊娠初期，恶闻食臭或油腥，呕吐酸水或苦水，胸满胁痛，嗳气叹息，头胀或晕，烦躁口苦，大便干，小便黄，眠差，舌淡红、苔微黄，脉弦滑。治宜抑肝和胃，降逆止呕，方用苏叶黄连汤：苏叶 10g，黄连 3g，泡茶频服。

（2）脾胃虚弱型：妊娠恶心呕吐不食，或呕吐清水，头晕体倦，脘腹作胀，舌淡苔白，脉缓滑。治宜健脾和胃，降逆止呕，方用香砂六君子汤加味：木香 3g，砂仁、陈皮、姜半夏、生草各 6g，白术、茯苓、竹茹各 10g，党参 15g，生姜 3 片，大枣 5 枚。

上述两型因呕吐频繁，纳食不进，导致阴液亏损，精气耗散，出现精神差，消瘦，眼眶下陷，口渴尿少，唇舌干燥，舌红少津、舌苔薄黄或光剥，脉细滑数无力，属气阴两亏者加石斛、玉竹各 12g，麦冬 10g，太子参 15g，以益气养阴；合并胎漏、胎动不安者加菟丝子 24g，桑寄生、川断各 15g，补肾安胎。全部病例同时配合静脉补液。

服法：日 1 剂，水煎少量频服。

## 【验案赏析】

杜某，女，24 岁，干部。1995 年 1 月 28 日初诊。诉孕 47 天，频繁呕吐 7 天，食入即吐，呕吐酸苦水或咖啡渣样物，烦躁失眠，口渴便结，精神差，舌尖红，苔薄黄，脉弦滑；尿酮体试验强阳性（4＋）。证属肝胃不和兼气阴两亏，治宜抑肝和胃，降逆止呕，益气养阴。方药：黄连 3g，苏叶、玉竹、麦冬各 10g，泡茶少量频服；同时配合静脉补液。呕止，能进食，复查尿酮体阴性，痊愈出院。随访足月分娩无恙。

【按语】对恶阻患者不仅服药，而且要做耐心细致思想工作，解除其思想顾虑，有助于本病康复。

## 小陷胸汤合生姜泻心汤……治疗妊娠恶阻

毛　玲医师（河南南阳卫校附属医院，邮编：473058）小陷胸汤合生姜泻心汤治疗妊娠恶阻，取得较满意效果。

## 【绝技妙法】

妊娠恶阻一般由冲脉气盛、上逆犯胃、胃失和降而致，多发于脾胃素虚之初妊者。脾胃虚弱，寒自内生，胎气不和，郁而化热，从而形成寒热错杂之证。小陷胸汤乃仲景为痰热互结心下而设，生姜泻心汤是仲景专治脾胃虚弱、寒热错杂之心下痞的方子，两方相合，平调寒热，和中降逆，所治与妊娠恶阻病机一致，故用之特效。

小陷胸汤合生姜泻心汤治疗妊娠恶阻：治愈：呕吐停止，诸症消失，停药后无反复；好转：呕吐等症减轻或消失，但停药后又见复发；无效：服药 3 剂后，呕吐诸症均未改善。治疗结果：51 例中痊愈 45 例，好转 5 例，无效 1 例。总有效率 98.04％。其中服药最多 15 剂，最少 3 剂。

## 【常用方药】

小陷胸汤合生姜泻心汤组成：黄连10g，半夏15g，全瓜蒌12g，生姜15g，干姜5g，黄芩10g，党参15g，木香6g，炙甘草6g。

加减：口淡吐清水者重用干姜至10g，苏叶、黄连各减为6g；吐酸苦水者加吴茱萸3g，重用黄连至15g；胁肋胀满者加佛手12g，郁金15g。

服法：每日1剂，水煎服。连服3剂以观疗效，有效继服。

本病处在妊娠这一特殊生理阶段，故用药必须时时顾护胎元，旋覆花、赭石、丁香、柿蒂等伤胎之物当慎用之；另外，对本病之治传统多用补脾养胃之法，笔者体会不宜单纯补脾，过补常可致壅而加重脘腹痞胀，故方中木香、瓜蒌不可轻去。

## 柔肝安胎饮……治疗滑胎、胎动不安

孙仲雄等医师（辽宁清河发电厂职工医院，邮编：112003）从肝论治滑胎、胎动不安，方法独特。

## 【绝技妙法】

孙仲雄、朱秀田医师认为：妇科疾病重在调肝，早就体现在古代医家的医疗实践中。在传统医学上将滑胎、胎动不安其病因责之于肾虚胎元不固。治疗上以"寿胎饮"为代表方剂出入变化，历代医家多未出此范畴。在复习前人文献的基础上，从"女子以肝为先天"这一理论出发，从肝论治滑胎及胎动不安，取得了十分满意的疗效。

以肝血不足立论，用养血柔肝法治疗滑胎及胎动不安，较之从肾从气血论治更能接近疾病的本质，提高疗效。

## 【常用方药】

自拟柔肝安胎饮组成：白芍 60 ～ 100g，甘草 10g，川续断 15g，桑寄生 15g。

加减：伴腰酸痛者加杜仲 15g，菟丝子 30g；见红者加阿胶（烊化）10g，仙鹤草 30g。

服法：每日 1 剂，水煎早晚分服。见红者服药至血止后继服月余以巩固疗效。习惯性流产患者在确定妊娠后即开始服药，每日 1 剂至孕 8 周，如无异常情况可改为隔日 1 剂至孕 16 ～ 20 周。如有腰酸腹痛等症状酌情增加药物剂量或延长服药的时间。服药期间避免过劳、禁止房事以养胎元。

## 补肾安胎饮……治疗早期先兆流产

李国辉等医师（河北赵县人民医院，邮编：051530）临床应用中药补肾安胎饮治疗早期先兆流产，取得显著成绩。

## 【绝技妙法】

《景岳全书》安胎总论说：盖胎气不安，必有所因，或虚或实，或寒或热，皆能为胎气之病，去其所病，便是安胎之法，本病既多由肾虚所致，治应补肾固冲安胎。补肾安胎饮方中菟丝子性味辛、甘、平，入肝、肾二经。《名医别录》谓：治男女虚冷，添精益髓，去腰疼膝冷，能补肾益精固胎，为安胎所首选。

## 【常用方药】

补肾安胎饮组成：菟丝子 20g，枸杞子 15g，焦白术 12g，续断 15g，杜仲 15g，桑寄生 12g，砂仁 6g，炒黄芩

10g，黄芪 15g，党参 15g，山药 15g，阿胶（烊化）10g。

　　加减：肾虚甚加覆盆子，重用菟丝子、杜仲；偏气虚加重黄芪、党参；偏血虚加熟地黄、白芍药、制何首乌、黄精；血热加知母、麦门冬、女贞子、地骨皮；出血量多加焦地榆、棕榈炭、艾叶炭、墨旱莲；腰痛甚加狗脊、补骨脂；腹痛甚者加白芍药、甘草；恶心呕吐加竹茹、苏叶。

　　煎服法：上药首煎加水 500ml，浸泡 20 分钟，文火煎至 200ml，二煎加水 300ml，煎至 100ml，将 2 次药液混合分 2 次于饭后 1 小时温服，每日 1 剂。服药期间定期做 HCG 化验和 B 超检查，监测胚胎发育情况。妊娠 60 日后改为每周 2 剂，治疗坚持到妊娠 100 日或超过前几次流产的妊娠最大月份后的 1 个月为佳。保胎期间应注意起居，节制房事，减少劳作，并卧床休息。

　　本方中枸杞子滋补肝肾，与菟丝子合用能阴阳并补。续断、杜仲、桑寄生固肾壮腰以系胎，《本草备要》谓白术、黄芩为安胎对药：白术补益脾气，养阳明之脉而安胎；黄芩清热坚阴，止血安胎。黄芪、党参、山药健脾益气，既补气以载胎，又补后天脾以资先天肾。阿胶为血肉有情之品，能养血止血安胎。砂仁行气和胃安胎，既可抑黄芩之苦寒，又使本方补而不滞。

　　现代研究表明，中药可通过调整母胎免疫和提高内分泌功能而发挥安胎作用。菟丝子、白术、续断、杜仲、桑寄生等均含较多的锌和锰，其中续断、菟丝子还含有维生素 E，通过它们补充人体必需的微量元素起到安胎作用。经临床观察，中药安胎疗效可靠，无明显副作用，对子代发育、智力、遗传均无不良影响，故补肾药已为近年来治疗早期先兆流产首选中药。

## 补肾健脾固冲法……治疗先兆流产

丛　萍等医师（陕西省中医医院，邮编：710003）采用补肾固冲、健脾安胎法治疗先兆流产，总有效率94.4%。

## 【绝技妙法】

先兆流产为妊娠、尤其是妊娠初期的常见病。属中医"胎漏，胎动不安"及"妊娠腹痛"范畴。西医学认为本病是由孕卵异常或母体方面因素如内分泌功能失调（如黄体水平不足）、生殖器官疾病及母体全身性疾病、或创伤等原因所引起。治疗上肌注黄体酮及口服VE胶囊，并卧床休息，精神治疗，疗效并不满意。祖国医学对本病的病因病机阐述亦是多种多样，但无论何种原因，其病机之根本与肾气的盛衰，脾气的健运，冲任是否协调有着密切关系，故治疗采用补肾固冲，健脾安胎之法，总有效率94.4%。

## 【常用方药】

方药组成：菟丝子、杜仲、川断、桑寄生、党参、黄芪、山药各15g，白术12g，熟地黄、山茱萸、黄芩各10g。

加减：出血较多者加阿胶、黄芩炭、苎麻根；腹痛甚者加白芍、炙甘草；腰膝酸软，头目昏眩加女贞子、墨旱莲；心烦少寐者加酸枣仁、柏子仁；伴恶心呕吐者加竹茹、桑叶、丝瓜络；伴胸胁胀满者加苏梗、香附。

煎服法：上方常规用药、每日1剂，水煎服。血止或症状改善后改为隔日服1剂，共服5～10剂。

疗效标准：痊愈：血止胎安，兼症消失，观察2周后，各项检查证实正常妊娠；好转：出血减少，兼症改善，各项检查为正常妊娠；

无效：出血不止，甚至堕胎流产或胎死腹中。

本方中菟丝子、杜仲、川断、桑寄生四药合用具有补肾益精，固摄冲任，强筋骨而安胎之功；党参、白术、黄芪健脾益气，可裕后天之本。山药具健脾补肾，益气养阴之效；配以熟地黄、山茱萸可滋阴养血，肾中精血旺盛则能萌胎；佐以黄芩以消过于补虚而助胎热之敝，又有安胎之效。现代药理学研究也证明，菟丝子能促进卵巢黄体的形成；川断含有 VE 成分，可促进子宫、胚胎发育；而杜仲可抑制子宫收缩，并有镇静作用。故应用补肾健脾固冲法治疗多种原因引起的先兆流产，其具有维持妊娠黄体，促进孕卵发育的功效。

## 安胎膏……治疗习惯性流产

祝谌予老师为北京协和医院中医专家，擅长于中医妇科，尤其是对习惯性流产的研究和治疗有独到之处。李德新医师（河南遂平县卫生中专学校，邮编：463100）应用祝老安胎膏治疗习惯性流产，总有效率为 95.7%。

### 【绝技妙法】

祝谌予老师认为，滑胎与母体先天肾气不足，或后天脾胃虚弱，致使女精不健，气血亏损不能萌胎，而形成胎动不安，或习惯性流产。也有因父体先天或后天不足，或房劳纵欲，致男精不壮，影响胎元发育，或不能充实胎元而流产。

### 【常用方药】

安胎膏药物组成：党参、白术、茯苓、陈皮、菟丝子、黄芩、枸杞子、女贞子、覆盆子、沙菀子、五味子、川断、杜仲、生地黄、熟地黄、白芍、补骨脂、益智仁、芡实米、炙甘草各30g，肉苁蓉、生黄芪各60g，仙鹤草90g，大枣500g。

煎法：上述剂量为一料，诸药共入锅内，加清水5000ml，浸泡3小时，然后煎煮100分钟滤出药液；药渣再加水3500ml，煎煮60分钟，滤出药液；药渣再加清水2500ml，煎煮60分钟，滤出药液，并将药渣内所含药液也挤出。3次药液合并浓缩至2500ml，入真阿胶30g，鹿角胶30g，鳖甲胶30g，龟甲胶30g，熔化后再加蜂蜜适量，浓缩成膏状，密封备用。

服用方法：每次50g，每日2次，温开水冲服。为避免再次流产，始觉有孕即可服用，至超过以往流产月份的1～2个月即可停服。

安胎膏用党参、黄芪、白术、茯苓、大枣、芡实米补气健脾固其本；生地黄、熟地黄、白芍、枸杞子滋阴养血资助胎元；女贞子、覆盆子、五味子、沙苑子、补骨脂、益智仁补肾安胎；黄芩、白术为安胎之圣药；杜仲、川断、肉苁蓉壮阳补肾，安胎固冲任；陈皮理气和胃；仙鹤草止血安胎；阿胶、鹿角胶、龟甲胶、鳖甲胶、蜂蜜滋补阴血，养润五脏；甘草调和诸药。全方共奏滋补肝肾，益气养血，安胎固本之效。同时注意节制房事、调畅情志、劳逸适度，可无滑胎之虞。

## 保产无忧汤加减……治疗习惯性流产

刘作周医师（重庆市黔江区石会镇中心卫生院，邮编：409012）用保产无忧汤加减治疗习惯性流产，疗效满意。

### 【常用方药】

习惯性流产属于中医"滑胎"范畴，运用保产无忧汤加减治疗，临床疗效满意。

保产无忧汤组成：当归（酒洗）4.5g，炒黑芥穗2.4g，川芎4.5g，艾叶2.1g，面炒枳壳1.8g，炙黄芪2.4g，菟丝子（盐制）4.2g，厚朴（姜炒）2.1g，羌活1.5g，川贝母（去心）3g，白芍（酒炒）3.6g，甘草1.5g，生姜3片。

加减：胎热重者加黄芩；胎漏者加阿胶，用艾叶炭；气虚者加人参；恶心呕吐者加竹茹。

服法：每日1剂，水煎早晚温服。确定妊娠后可以连服10剂。如无滑胎先兆则每周1剂，服至超出以前流产月份即可。

## 【验案赏析】

李某，女，30岁，机关干部。结婚4年，男方体健，连续流产5次，1999年7月23日初诊。3年前，患者第一次受孕2个月，使用药物流产。后每次妊娠均在孕2个月左右无故滑胎。此次来诊时已停经65天，症见恶心、纳差、小腹下坠感、阴道有少量血性分泌物，观其面白无华、形体消瘦，查其舌质淡苔薄白，切其脉滑弱无力。予以保产无忧汤加减，药用：当归（酒洗）4.5g，炒黑芥穗2.4g，川芎4.5g，艾叶2.1g，面炒枳壳1.8g，炙黄芪2.4g，菟丝子（盐制）4.2g，厚朴（姜炒）2.1g，羌活1.5g，川贝母（去心）3g，白芍3.6g，甘草1.5g，生姜3片。每日1剂，水煎早晚温服。连服10剂后，诸症消失，面色红润，脉滑有力。继以前方每周服2剂，连服8周，经B超检查，胎儿发育正常。40周后娩出一活男婴，母子均健康。

【按语】保产无忧散出自《傅青主女科·产后篇补集》，被誉为安胎妙剂，俗称"保产十三太保方"。笔者5年来体会，该方加减运用，不但可治疗习惯性流产，对胎位不正、妊娠小便不通等多种妊娠疾病均有实效，临产时服用尚有催生顺产的效果，实为安胎、纠胎、促顺产之良方。

## 保胎方……治疗习惯性流产

张华平医师（山西柳林县人民医院，邮编：033300）应用自拟保胎方治疗习惯性流产，效果满意。

## 【绝技妙法】

治疗习惯性流产应从肾着手，因为肾虚为习惯性流产的主要病因。肾为先天之本主藏精系胞胎，冲任脉盛，则又为冲任之本，冲为血海任主胞胎，故肾气盛，冲任脉盛，则胞胎得以妊养。脾虚运化失常，气虚血少，气弱不载胎，血亏不养胎；脾虚则由于中气不足或下降，统摄无权。健脾与补肾同等重要。脾为后天之本，生化之源，脾旺则精血充盈，肾有所藏；脾健则中气充沛，胎得固摄。补肾健脾，调养气血，固养胎元，是防治习惯性流产的重要原则。

## 【常用方药】

保胎方组成：川断 12g，菟丝子、桑寄生、炒杜仲、白芍、太子参、炒黄芩各 15g，山药 20g。

加减：气虚明显加党参、黄芪，阴虚为主加墨旱莲、女贞子，下血者加苎麻根、阿胶等，下坠加升麻，有妊娠反应加苏梗、砂仁、生姜。

服法：患者以服 10 剂为 1 个疗程，每日 1 剂，水煎分 3 次服，症状消失后，每月服保胎方 5 剂，直至身孕 32 周。如服 1 个疗程后，腰痛酸痛，下坠或阴道出血未止者，可再服 1 个疗程。同时辅以叶酸、维生素 E。

保胎方取菟丝子入肾"善补而不峻，益阴而固阳"，川断、桑寄生、杜仲为补肝肾安胎要药，共奏补肝肾固冲安胎之效；白芍、甘草益血敛阴，缓急止痛，重用白芍，养血柔阴；太子参、山药健脾益阴；黄芩清热止血安胎，黄芩取止血为主用炒，取清热为主用生；苏梗、砂仁、生姜芳香质浓，健脾醒脾，宽胸利膈，顺气和中安胎，全方起到了补肾、健脾、益阴、养血、清热、调气、安胎的作用，可用于各种原因所致的流产，诚然上述加味药物也应灵活运用，不可拘于一格，方能取得事半功倍的效应。用本方治疗，药物平和，疗效确切，无副作用，这与中药能够调节内分泌，促进胚胎发育，降低子宫肌的兴奋性，使孕妇全身气血调和，冲任旺盛，胎元得以安固等作用有关。

## 补肾固冲法······防治滑胎

廖琳等医师（江西九江市中医医院，邮编：332000）应用补肾固冲法防治滑胎有着的丰富的经验，现总结如下。

### 【绝技妙法】

早期先兆流产属中医胎漏、胎动不安范畴。早在《金匮要略》中就有记载，如"妇人有漏下者，假令妊娠腹中痛，为胞阻"，其病因多端，但与肾气不足关系密切，肾为先天之本，主藏精，司冲任，冲为血海任主胞宫，肾气亏虚，冲任失固，胎元不实，胎失所系，而为胎漏、胎动不安。《医宗金鉴·妇科心法》要诀云：孕妇气血充足，形体壮实，则胎气安固。若冲任二经虚损，则胎不成实，或因房劳伤肾，则胎气不固，易至不安。

中医学认为，肾气的盛衰，不仅关系到能否受孕，而且妊娠以后，仍然起着主要的作用。故古人有"肾以载胎"之说，这固然在乎父母阴精之是否健强，同时亦关系于有无人为之耗损，故纵欲伤肾，列为导致流产的重要因素。对有滑胎史者在滑胎后嘱避孕1年，使耗损而虚弱之体经过休养治疗得到调补，并在下次妊娠之前进行男女补肾填精治疗，营造孕前良好的内环境。

## 【常用方药】

自拟参菟丸组成：高丽参 40g，菟丝子 300g，川杜仲 150g，续断 150g，熟地黄 180g，炒白术 200g，桑寄生 150g，砂仁 30g，黄芪 120g，大枣肉 100g。

服法：共研细末，炼蜜为丸，每次 8g，每日 3 次，淡盐开水送服。气虚者，重用黄芪 200g；心悸者，加服归脾丸；阴虚者，加服知柏八味丸。3 个月为 1 个疗程，可服 1～2 个疗程，月经期停服，调理期间必须避孕，使母体得以充实肾气，固摄冲任，待日养胎无虞。

## 【验案赏析】

李某某，30 岁，1993 年 6 月 20 日初诊。诉 1990 年元月结婚至今年春节先后堕胎 4 次，每次都在妊娠 50 天左右。1992 年市、省级医院作染色体及妇检排除遗传疾患和生殖器畸形。诊见：精神饮食不如以前，睡眠较差，多梦；月经规则、色淡红、量较少，舌淡红、苔少，脉沉细。末次流产在 1993 年元月 18 日，根据症状及舌脉辨证属气血不足，给予十全大补汤 20 剂煎服，大补气血；继服归脾丸 10g，每日 3 次，连服 1 个月以养血养神；然后给予参菟丸连服 2 个月后，面色红润，精力充沛，自动放弃避孕，于 1993 年 11 月 20 日停经，12 月 28 日尿免试验阳性，提示早孕，嘱继服参菟丸至妊娠 3 个月停服。于 1994 年 8 月 27 日足月顺产一男婴。笔者曾观察治疗 15 例，均孕前服参菟丸 2～3 个月，妊娠后继服，直至安全度过滑胎期后停服，随访全部足月顺产，临床实践用之得心应手，且经济方便。

## 自拟养胎汤……治疗胎不长

卢艳医师（广西师范大学医院，邮编：541004）自拟养胎汤治疗胎萎不长，疗效显著。

## 【绝技妙法】

胎萎不长属于西医的胎儿宫内发育迟缓。多因夫妇双方禀赋不足，胞脏虚损，或因孕后调养失宜，以致脏腑气血不足，胎失所养。如《校注妇人良方》云："夫妊娠不长者，因有宿疾，或因失调，以致脏腑衰损，气血虚弱，而胎不长也"。据发病机理，拟益气健脾，补肾益精，养血滋阴，和胃养胎并施，方中以党参、黄芪、炙甘草益气健脾；杜仲、山茱萸、益智仁补肾益精；枸杞子、当归、阿胶养血滋阴；白术、山药和胃安胎，从而促进胎儿在母体的生长发育。

## 【常用方药】

自拟养胎汤组成：枸杞子20g，党参10g，杜仲15g，黄芪10g，白术10g，阿胶（烊化）20g，当归10g，熟地黄15g，益智仁10g，炙甘草10g，山药15g，山茱萸10g。

服法：上方加水600ml，先浸泡20分钟，文火煎20分钟，取汁200ml；复煎加水350ml，文火煎20分钟，取汁150ml，两煎混合，分2次温服，每日1剂，7天为1个疗程。

## 【验案赏析】

患者，38岁，教师。1996年8月2日初诊。孕28周，1个月来疲乏无力，腰膝软，胎动少，体重不增。查宫高18cm，B超胎儿双顶径值为65mm，舌淡苔白，脉沉弱。诊断为胎萎不长。给予自拟养胎汤，每日 1 剂，服 7 剂后自觉精神好，腰软减轻，仍守原方继续调养，共服 28 剂，孕 32 周时查宫高 29cm，B 超胎儿双顶径 83mm。同年 11 月 12 日剖宫娩出一活女婴，体重 3200g，身长 51cm，新生儿窒息程度（apgar）评分为 10 分。

【按语】自拟养胎汤益气健脾，补肾益精，养血滋阴，能促进胎儿在母体的生长发育。

## 补气养血活血法……治疗胎萎不长

马云珍医师（浙江上虞市中医院，邮编：312300）在临床中观察发现，胎萎不长者多见气血虚弱、瘀血内阻之征象，采用补气养血活血之法治疗，可获得较好的疗效。

## 【绝技妙法】

胎萎不长基本病机是气血虚弱，瘀血内阻，胎萎不长多见于夫妇双方禀赋不足，胞脏虚弱，或因孕后调养失宜，以致脏腑气血不足，胎失所养。胎萎不长之萎从瘘，表示机体功能衰弱，胎萎即胎儿发育不良。妊娠以血为用，故易耗血，以致胎儿常处于血不足的病理状态。胎气本乎血气而长，气虚而血滞，滞而成瘀，供养胎儿气血不足实则是子宫血液循环障碍所致。胎萎不长其本为气血虚弱，其标为瘀血内阻，治疗当以补气养血活血为基本原则。无论气虚，还是血虚，均可致脉络运行不畅而致脉络瘀阻，故补气养血，使气血充足，推动血液运行，促进脉络通畅。脉络瘀阻，血行更为不畅，则有碍子宫胎盘血液循环，使胎儿血供不足。因此，活血有助于气血的化生。总之，补气养血为治本，活血祛瘀以治标。

## 【常用方药】

凡长养万物，莫不由土，故胎之生发虽主乎肾肝，而长养实关乎脾土。胎之能长而旺者，全赖母之脾土，输气于子。所以治胎气不长，必用归脾、补中之类，助其母气以长胎。气生血，气旺则血旺。瘀血内阻即胎盘血液循环障碍是胎萎不长的主要致病因素及病理产物，因此当标本兼治，改变血不足的状态，一要补气养血，补充源头，二要子宫胎儿血液通畅。活血的目的，在于改善子宫血液循环，促进新陈代谢。但活血而不能破血，否则有造成流产的可能，因此选用药性较平和的活血药，如川芎、当归、芍药等调节失调的血行功能，而少用红花、莪术、虻虫等药性较峻的活血药。

前人验方当归饮方用当归、川芎养血活血，改善微循环的功能；阿胶为补血专药，三药合用可增进胎儿血液循环，改善胎儿营养，促进胎儿的正常成长；白术健脾胃兼利小便，有助于母体新陈代谢的运转，母体健康水平提高，是胎儿成长的必备条件。本方药虽仅4味，补血而不留瘀，性味平和，对胎萎证来说，是一张母子双治的良方。对气血虚亏较甚者，可配上黄芪、熟地黄调节全身功能，增强培补气血作用。对腰酸、肢冷、便秘者；可配巴戟天、覆盆子温肾暖胞以养胚胎。

# 七、产后病

黎清婵等医师（广东江门市五邑中医院，邮编：529031）以温经汤治疗产后腹痛，疗效显著。

## 【绝技妙法】

产后腹痛为妇产科常见急症之一，多由产时出血过多，致使产后胞脉空虚，失荣而痛，同时因血少使气的生化不足，气虚不能温煦运行脉中之血，以致血行迟缓，虚滞而痛。或由产后体虚，血室正开，风寒之邪乘虚入侵胞脉，血为寒凝，气机被阻而作腹痛。或因产后情志不舒，肝气郁结，经气不利，气滞血瘀而致腹痛。《中医病证诊断疗效标准》中产后腹痛的诊断标准，分为血虚腹痛、寒凝腹痛、血瘀腹痛3型。

温经汤治疗产后腹痛是针对其复杂的病机通过多途径而起作用，治疗后所有患者均在1疗程内治愈，不同证型腹痛消失时间大致相似。

## 【常用方药】

温经汤组成：吴茱萸9g，当归、川芎、白芍、红参、牡丹皮、阿胶、甘草各6g，法半夏12g，麦冬24g。

加减：血虚腹痛者当归用至15g；寒凝腹痛者加荔枝核15g，桂枝 9g; 血瘀腹痛者加桃仁 6g。

服法：每天 1 剂，水煎，分 2 次服。7 天为 1 疗程。

温经汤出自《金匮要略·妇人杂病》，该方原用治冲任虚寒、瘀血阻滞之漏下不止、月经不调或妇人久不受孕等症。黎清婵医师认为，产后腹痛的临床病机与温经汤证不谋而合，根据中医学异病同治的原则，将其用治产后腹痛，也收到良效。方中吴茱萸温经散寒，通利血脉，为君药。当归、川芎、白芍活血祛瘀，养血荣宫；牡丹皮祛瘀通经，共为臣药。阿胶、麦冬养阴润燥，阿胶兼养血止血；红参、甘草益气健脾，以资生血之源；法半夏通降胃气而散结，有助于祛瘀止痛，共为佐药。甘草又能调和诸药，兼为使药。诸药合用，共奏温经通脉、养血祛瘀之功，使瘀去新生，胞脉通利，腹痛自解。

## 生化汤加减……治疗恶露不绝

张明霞医师（江西中医学院，邮编：330006）近年来应用生化汤加减治疗产后恶露不绝，取得良好疗效。

## 【绝技妙法】

张明霞医师对产后、人流术后恶露不绝用古代名医《傅青主女科》生化汤加减治疗取得满意效果。傅氏认为生化汤新产 3 剂，为血块之圣药也。凡当新产块痛未除，或有他痛，总以生化汤为主，随症加减，不可拘于帖数，频服生化汤行气助血，服至病退为止。

在用药的剂量方面，生化汤中必重用补而不滞的当归、川芎以温养气血，一般可投 15～30g，使新血充养，瘀血自去，更有桃仁滑利通瘀，3 味药为本方主药，配合炮姜炭温经缓冲，引血归经，瘀血去而新血生，炙甘草调和诸药，相济并行，药简效速。

在随症加减方面，若胎盘残留，瘀滞较重，腹痛加剧者，可加生炒蒲黄各半、益母草、熟军炭、延胡索、川牛膝祛瘀生新，活血止痛，引血下行，且有帮助子宫复位作用；若气虚致子宫收缩不良，恶露量多，色淡，质清稀，面色㿠白，少气懒言，伴小腹空坠者，可加党参、黄芪、仙鹤草、海螵蛸、山药补气健脾摄血，加速凝血速度，使恶露自止；治疗中考虑到冲任之本在肾，酌加鹿角霜、金樱子、川断、补骨脂、桑寄生、菟丝子补肾固冲以帮助子宫复原，增强固摄能力；对日久不止者，加龙骨、牡蛎以固涩；并加重益气药用量，以增强益气摄血作用；若产后、人流术后过服辛热温燥之品，或感受热邪，或肝郁化热致恶露过期不止，量多，色深红，质黏稠，有臭秽气，脉虚细而数者，去煨姜，加阿胶、海螵蛸、女贞子、墨旱莲、地骨皮、生地黄养阴清热止血；若小腹疼痛者，加败酱草、鱼腥草、红藤、蒲公英、地榆炭清热解毒，凉血止血；若产后恶露不绝，伴潮热汗出，大便不通，此乃产后伤阴，加火麻仁、肉苁蓉生津润肠，此时绝不可用峻下之品，以免重伤气血；若伴烦躁、失眠、多梦者，加柏子仁、茯神、党参补气安神；伴腹痛腹泻、完谷不化者，去桃仁加茯苓、莲肉、砂仁、白术；食积腹泻者，加神曲、焦山楂、炒谷麦芽消食导滞。总之对恶露不绝的治疗，在分析不同的病因病机基础上，又必须针对不同的见症，以生化汤为基本方，进行随症加减，方能有针对性用药，以求提高其治疗效果。

## 【验案赏析】

案1：吴某某，女，25岁，1994年3月19日行人流术后，阴道出血20余天未净，血量时多时少，色暗红，有秽臭气，伴有瘀血块及小腹疼痛，舌质淡红有瘀点、苔薄白，脉细弦滑。此乃瘀血内阻，新血不得归经，恶露经久不净，又感邪热内侵。治以活血化瘀，佐以清热解毒、凉血止血法。方用生化汤加减：当归30g，川芎

10g，赤芍 10g，桃仁 10g，益母草 30g，鱼腥草 30g，蒲公英 15g，熟军炭 10g，墨旱莲 15g，败酱草 30g，海螵蛸 12g，炙甘草 5g。5剂恶露净，诸症除。

案 2：黄某某，女，24 岁，产后 40 天，恶露未净，血色鲜红，无瘀血块，伴下腹隐痛，舌质淡、苔薄白，脉象缓弱。此乃产后气虚之子宫收缩不良。法当补气摄血，健脾益肾。治以生化汤加减：党参 30g，山药 12g，当归 15g，赤芍 12g，白芍 12g，炮姜炭 10g，桃仁 10g，仙鹤草 30g，海螵蛸 12g，菟丝子 25g，益母草 30g，阿胶 15g，炙甘草 5g，4 剂后血止病愈。

【按语】生化汤在临床上，不仅对产后受寒挟瘀的恶露不绝和小腹疼痛有效，对于自然流产、药物或人工流产后的子宫收缩不良、子宫内残留胎膜不全不净造成的阴道不规则出血、小腹胀痛等症，只要加减得当，均能取得良好疗效。可见该方确是治疗产后或人流术后恶露不绝的有效良方。

## 清宫汤……治疗药物流产后恶露不绝

杜文斌医师（浙江台州市椒江中医院，邮编：317700）采用自拟清宫汤治疗药物流产后恶露不绝，疗效满意。

## 【绝技妙法】

药流后恶露不绝系血瘀所致，《胎产心法》曰："……恶血不尽，则好血难安，相并而下，日久不止"，对本病的病机作了论述。现代医学认为，恶露不绝的发病机理，主要是子宫复旧不良、感染，胎盆、胎膜残留。《傅青主女科·产后篇》基于产后多虚多瘀这一病理特点，强调补血行瘀。可见立自拟清宫汤作为治疗基本方是切合药流后恶露不绝病机的。

## 【常用方药】

清宫汤组成：当归 20g，川芎 10g，桃仁 10g，炮姜 6g，炙甘草 3g，炒蒲黄 6g，益母草 30g。

加减：若瘀血化热，恶露臭秽者，加熟军、少量丹皮清热行瘀；若血寒较甚，少腹冷痛者，可加肉桂以温经散寒；若腹痛剧烈者，加五灵脂散瘀止痛；若有胎盘残留者，加丹皮、熟地、红花、艾叶、川牛膝养血和血，温经活血祛瘀，引血下行，促其残留胎盘排出；若兼外感风寒者，加荆芥、蔓荆子祛风解表；若兼气血亏虚者，加党参、白术、白芍益气养血；若气虚挟瘀伴少腹空堕者加党参、黄芪大补元气；若脾虚便溏者，去桃仁或桃仁减量加炒白术健脾助运；若恶露不止者，加莲房炭、血余炭、仙鹤草消滞收救止血。

服法：水煎服，每日 1 剂，分 2 次服。

方中重用当归补血活血，祛瘀生新为主药；辅以川芎活血行气，合当归补血活血；桃仁活血祛瘀，芎、归、桃三味合攻旧血，骤生新血，佐以姜炭、炙草入肺肝生血利气，加益母草、炒蒲黄增强活血祛瘀，诸药共奏活血祛瘀、温经止痛之效。已有动物实验报道，清宫汤加减的诸药中，均其有改特红细胞变形，减少血小板凝集，降低血液黏稠度的作用，使瘀血的微循环状态得到改善，同时还有增强宫缩、镇痛消炎的功效，使残留的胎盘、胎膜组织脱下。清宫汤之所以起到了药物性清宫之效，与上述的药理作用有关。临床观察结果表明治疗血瘀恶露不绝疗效高，无副作用。

此外，临床运用清宫汤应随时注意照顾脾胃。由于产后气血大亏，脾胃运化力弱，清宫汤中又有桃仁润滑之物有伤脾胃，所以遇脾虚便塘者，不宜使用；必要时，可减少桃仁用量，免伤脾胃之气，同时加炒白术健脾助运；若瘀血化热，恶露臭秽者，加熟军、丹皮，而丹皮为寒凉之品，产后所不宜，故丹皮用量宜轻，大黄又为攻瘀之品，克伐太过有伤正气，宜用熟军，制熟的其性已缓，二药又与炮姜、当归等温药相伍，其攻瘀之性已缓，寒凉之性被制，况且临床有瘀热为患之症，其化瘀之力为所用。但脾胃虚弱者，也应慎用。

## 【验案赏析】

赵某，女，28 岁，营业员，1993 年 3 月 28 日初诊。妊娠 37 天，门诊采用米非司酮片与米索片联合服用，于服米索片 2 小时后排出完整绒毛和胚囊。1 月后复诊：恶露淋漓不净，色黯红，夹小血块，伴头晕乏力，少腹空坠，舌紫黯，脉细弦。证属气血两亏夹血瘀。拟补气养血、祛瘀生新止血，投清宫汤加党参、黄芪各 15g，仙鹤草 10g，莲房炭 10g，血余炭 10g，3 剂恶露净，诸症皆消，恢复正常月经。

【按语】杜文斌医师认为在药流排出绒毛与胚囊后可常规给予清宫汤加减 3～5 剂口服，有助于绒毛与胚囊排出后子宫内膜的修复，从而防止药流后恶露不绝，甚至不完全流产而致的出血是有其实用价值的。

## 自拟参芪化瘀汤……治疗药物流产后恶露不绝

李卫红医师（广西中医学院第二附属医院，邮编：530011）在临床中采用自拟参芪化瘀汤治疗药物流产后恶露不绝，取得满意疗效。

## 【绝技妙法】

药物流产作为避孕失败后的补救措施之一，被越来越多的人接受，但药物流产后阴道流血时间较长在临床上较为常见，多为药物流产不全致胎盘绒毛蜕膜组织残留所致，可属祖国医学"恶露不绝"范畴。采用清宫术，增加了患者的痛苦和麻烦，患者多不乐意接受。

　　祖国医学认为，胎堕不全者，瘀血内阻胞中，新血不能归经，故阴道流血不止，下腹疼痛。流产后恶露不绝，气随血耗，可导致气虚，气虚则不能鼓动血液运行，而致血瘀，故本病病理基础为气虚血瘀。倘单纯化瘀，必更戕伐正气，反致虚上加虚之弊。采用自拟参芪化瘀汤治疗药物流产后恶露不绝，总有效率96%。

## 【常用方药】

　　参芪化瘀汤功效：补中益气，化瘀止血。

　　参芪化瘀汤组成：党参、黄芪、仙鹤草各20g，益母草15g，桃仁、当归、炒蒲黄、五灵脂、山楂炭各10g，川芎、甘草各6g。

　　加减：流血量多，伴小腹疼痛、发热者，加黄芩、牡丹皮、茜草根、乌贼骨；流血量少、头昏、倦怠、腰胀者，加桑寄生、阿胶、熟地黄、山药、菟丝子。

　　服法：每日1剂，水复煎服。

　　参芪化瘀汤中党参、黄芪补中益气；当归、川芎养血活血；桃仁、炒蒲黄、五灵脂、山楂炭、益母草活血化瘀止血，祛瘀生新；仙鹤草收敛止血，令其气充则血能畅行，瘀祛新血能归经，且扶正祛邪两相兼顾，达化瘀不伤正，扶正不滞邪的目的。

### 自拟缩宫汤配合乳房按摩……治疗恶露不绝

　　刘志宇等（四川安县中医院,邮编：622650）根据产后"多虚"、"多瘀"的病机特点，采用自拟缩宫汤配合产妇自行乳房按摩治疗产后恶露不绝，总有效率100%。

## 【绝技妙法】

中医学认为产后恶露不绝，是产时伤气耗血，元气大亏，百脉空虚，冲任二脉受损，外邪乘虚而入，外邪与血相搏，瘀血内停，留而不去，胞宫收摄无力，复旧不良，瘀血内阻，血不归经所致。缩宫汤就是针对上述病机而立法用药的，全方共奏补气养血、活血祛瘀、固冲缩宫、止血之功效，对治疗本病具有良好疗效。

乳房按摩：先用热毛巾敷乳房10分钟，再分别按摩双侧乳房各20分钟，每天3～4次，7～10天为1疗程。

## 【常用方药】

缩宫汤组成：太子参、当归各20g，黄芪30g，川芎、枳壳各15g，桃仁12g，山楂80g，益母草50g。

加减：兼腹痛明显，夹有血块，舌边尖有瘀点，脉沉涩者，加三七9g（冲服）、蒲黄12g（冲服）；兼面色萎黄，口唇淡白，经血淡红、质清稀，舌质淡，脉沉细者，加熟地黄、阿胶（烊化兑服）各15g，炮姜9g，炙甘草6g；兼恶露黯黑质稠，气味臭秽，舌质红，脉细数者，加黄柏、贯众炭各18g，地丁草、夏枯草各30g。

每日1剂，分3次服，7～10天为1疗程。

缩宫汤中太子参、黄芪大补元气；重用当归补血活血，化瘀生新，引血归经；川芎、桃仁助当归活血祛瘀；山楂具有活血化瘀收缩子宫作用，大剂量山楂治疗产后血滞瘀阻所致的腹痛、恶露不尽疗效尤佳；枳壳具有使子宫收缩有力，肌张力增强的作用；益母草为治经产要药有祛瘀止血，促进子宫收缩作用。产后乳房按摩，能促进自身产生催产素，明显增强子宫收缩力，其机理是乳头乳晕受到外界刺激，感觉冲动传入丘脑下部的室上核及室旁核，反射性引起垂体后叶合成释放催产素，因而能激发子宫收缩，促进胞宫血液循环的改善，有利于残留的胞衣和陈旧性血块的排出，从而达到止血的目的。

## 【验案赏析】

案1：石某，女，22岁，农民，于1997年10月16日初诊。孕3产1，足月孕，剖腹产后60天，阴道一直少许出血，血色淡红、质稀，小腹隐痛，精神萎靡，面色萎黄，纳差，小便正常，大便稀溏，舌质淡，脉细弱。B超检查提示：子宫10cm×8cm×7cm大，宫壁回声均匀，宫内膜113cm、欠均质，见少许条状液性暗区。妇科检查：子宫约2月孕大，质软，舌质痛，外阴已婚未产式，阴道通畅，宫颈软，有淡红色血迹。中医辨为产后恶露不绝，气血亏虚，冲任不固，脾虚失统，血不归经。方用自拟缩宫汤加阿胶（烊化兑服）、炒白术、大枣各15g，茯苓12g，炙甘草6g。配合乳房按摩，每日4～5次。3天后复诊，出血停止，饮食增加，大便成形。嘱续服上方7剂，配合乳房按摩，诸症消失，B超提示：子宫恢复正常大小。嘱其注意起居及饮食调养，随访半年仍在哺乳，月经未潮。

案2：段某，女，38岁，农民，1999年3月15日初诊。孕5产2，1月前再次足月顺产一男活婴，因婴儿过大分娩时出血较多，当地医院给予输液、肌注缩宫素治疗，出血减少，产后5天又因不慎感寒，而致发热恶寒、腹痛拒按，阴道出血色黯黑、量少、偶有血块，经抗感染、补液治疗好转，但一直腹部疼痛，时轻时重，阴道出血淋漓不尽，血色紫黯，饮食欠佳。诊见面色萎黄，舌质淡红、边尖有瘀点，脉沉涩。B超提示：子宫12cm×10cm×8cm大，宫内见强弱不均质回声光团，并有散在不规则液性暗区。妇科检查：子宫约3月孕大，质软轻微压痛。中医辨证为：产后恶露不绝，寒凝血瘀。用自拟缩宫汤加三七粉8g（分3次冲服），蒲黄、元胡各15g，炮姜8g。配合乳房按摩。4天后复诊，患者自述：服药3剂，排出几块血块后，腹痛顿消，阴道仍有少许出血。再给予自拟缩宫汤加阿胶（烊化分 3 次兑药服）、熟地黄、白术、茯苓各 15g。嘱服 7 剂，继续配合乳房按摩。三诊，患者诉阴道出血停止，食欲转佳。症见面色润泽，舌脉正常。B 超提示子宫、附件正常。随访半年，乳汁少，月经来潮，期量正常。

【按语】采用内服缩宫汤配合乳房按摩治疗产后恶露不绝诸症，每治每愈，疗效明显，说明此治法有利于产后子宫复原、内膜修复。

## 中医辨证······治疗产后身痛

王玉琴医师（陕西西安市中医医院，邮编：710001）采用益气养血、温经祛寒等法，辨证分为三型治疗产后身痛，总有效率 100%。

## 【绝技妙法】

产后身痛以气虚血亏、真元大损为本，感受外邪为标。应以治本为主，辅以治标。一般而论，产后多虚、多瘀、多寒。瘀指离经之血不能即时消散而瘀滞。产后之虚不外气血阴阳四个方面，但具体到每一位患者，又有个体差异和程度的不同，辨证分型如下：

（1）阳虚寒盛型：产后身痛，以肌肉、关节、腰背、足跟多见，恶风畏寒，炎夏身着毛衣、外套，仍喜户外晒太阳。舌淡胖苔白，脉沉细弱。治宜益气养血，固表温经祛寒，方选趁痛散合玉屏风散加减。

（2）气虚卫外不固型：身痛轻，自汗明显，活动后加重，恶风畏寒，以头部、背部、足部为著。舌淡，脉虚。治宜益气养血，温经祛寒。方选桂枝龙骨牡蛎汤合玉屏风散化裁。

（3）气血虚卫外不固兼肝阳上亢型：身痛、恶风伴剧烈头痛、眼珠痛，畏光烦躁（此型均有大出血病史），舌暗红苔少，脉弦细或弦大无力。治宜滋阴潜阳平肝，佐以益气固表养血，自拟三甲归芍汤加味。

王玉琴医师认为治疗产后身痛应注意以下几个方面：

（1）产后身痛单独发病者少，常伴有自汗，恶风畏寒，说明产后之虚不单是气血亏损，筋脉失养，其真元大损、卫阳不固、腠理不密，致使邪气可乘虚直入脏腑、气血、筋脉、经髓，形成阴阳失衡、虚实夹杂、寒热俱见的复杂病理，且病位深，病程长，难速已。

（2）产后身痛的治疗，重在辨证论治，掌握产后多虚、多瘀、多寒的病理特点，辨准气、血、阴、阳的亏损程度，寒热所偏，权衡其轻重缓急，确定治疗原则，使其扶正不恋邪，祛邪不伤正，在扶正的基础上祛邪，临床可收到满意的效果。

（3）产后身痛的调理、保健是很重要的环节，适其寒温、调畅情志，切记勿再感受风寒。若重感外邪或强发其汗，则预后不良，可造成久病难复的局面。调畅情志可预防肝郁气滞的伴发症。

## 【常用方药】

（1）趁痛散合玉屏风散加减方：防风、肉桂、制附片（开水先煎）各6g，白术、当归各10g，白芍12g，桑寄生15g，狗脊20g，黄芪30g，水煎服，每日1剂。

（2）桂枝龙骨牡蛎汤合玉屏风散加减方：桂枝、防风各6g，生龙牡、白芍各12g，白术、当归、炙甘草各10g，太子参、桑枝各15g，黄芪30g。水煎服，每日1剂。

（3）三甲归芍汤加味方：黄芪、桑枝各15g，龟甲、鳖甲、生牡蛎各12g，当归、白术、菊花、钩藤、枸杞子各10g，防风6g。水煎服，每日1剂。待肝阳平复后，益气养血固表以善后。

## 产后宁胶囊……治疗产后身痛

马金叶（河南郑州无极门诊部，邮编：450008）应用产后宁胶囊治疗产后身痛，疗效满意。

## 【绝技妙法】

产后身痛历代医家都非常重视，早见于唐代《经效产宝·产后中风方论》，其指出"产伤动血气，风邪乘之"所致，宋代《产育宝庆集》云"产后遍身疼痛"是因"产后百节开张，血脉流走，遇气弱则经络分肉之间多留滞，累日不散，则骨节不利，筋脉引急，故腰背转侧不得，手脚不能动摇，身头痛也"。

产后身痛的病因病机是产时伤血，津气随血而脱，营卫失调，腠理不固，此时若起居不适，饮食不节，风寒湿之邪乘虚而入，留于经络、关节，使气血运行受阻，百节失养，故滞而作痛。据产后多虚多瘀的特点，治疗本着"勿拘于产后，也勿忘于产后"的原则，结合长期临床实践，筛选出产后宁进行治疗。

产后宁胶囊功效：补气养血、温经散寒、祛风通络、活血止痛。

## 【常用方药】

产后宁胶囊药物组成：黄芪、酒当归、防己、秦艽、防风、桂枝、细辛、桃仁、血竭、甘草等。

服法：每粒0.5g，每次5粒，每日3次，温开水送服，6天1疗程，一般服用1～3个疗程，服药期间，忌食辛辣刺激食物。

产后宁胶囊组方中黄芪、当归补气养血以扶正，桂枝、防风祛风解表、调和营卫；防己、秦艽合用，祛寒湿、散风邪、蠲痹证、温经止痛；细辛搜风散寒，桃仁、血竭活血化瘀、通络止痛，甘草解百毒、和药性。

## 【验案赏析】

郭某某，女，31 岁，已婚，农民。1995 年 10 月 12 日初诊。主诉：四肢关节疼痛 5 年余。现病史：患者 5 年前小产后因受凉引起四肢节关疼痛，行走困难，伴头痛，乏力，汗出，腰酸困等，在西医院做抗"O"、"类风湿因子"试验均为阴性，曾服用中西药，病情时轻时重。近几日受凉后，症状加重，四肢关节疼痛较剧，卧床不起，大小便正常，饮食尚可，舌质淡、苔薄白，脉沉细。辨证为气血亏虚夹风寒，给予产后宁胶囊治疗 6 天后，症状大减，可以行走，嘱其继服 12 天，症状完全消失，走路正常，随访半年未复发而告痊愈。

【按语】产后宁胶囊治疗产后身痛，疗效满意，且临床中未发现副作用。

## 针刺拔罐合用黄芪桂枝五物汤……治疗产后身痛

赵彦医师（河北石家庄市中医院，邮编：050051）应用中药结合针罐综合治疗产后身痛，取得了满意疗效。

## 【绝技妙法】

产后身痛亦为"不通则痛"，针刺可直达病所，疏通经络气血，激发经气，使局部血液循环加快，改善其周围组织营养。闪火法拔罐对局部皮肤有温热刺激作用，可温经散寒，同时，吸出瘀血，既可降低局部张力，促进血液循环，又可随血排出一部分致痛物质，给邪以出路，起到活血止痛的目的。现代研究证明：拔罐疗法通过对经络、穴位或病变部位产生负压吸引作用，使局部血管扩张、毛细血管充血等变化，可改善血液循环，使经络气血畅通，濡养组织、皮毛，同时通过经络使脏腑器官得到营养，鼓舞振奋人体气血功能。

针刺拔罐合用黄芪桂枝五物汤治疗产后身痛能够取得较单纯药物治疗更为明显的疗效。

治疗以拔罐为主，穴位多选择肩髃、曲池、合谷、阴陵泉、足三里、三阴交、关元、肝俞、脾俞、肾俞及阿是穴。穴位常规消毒，每次选取 5～6 个穴位，用 0.35mm×5.0mm 毫针针刺，以虚症为主者行补法，余用平补平泻法。在直刺针处得气后，可直接用闪火法将罐扣吸其处。斜刺针处施用手法得气后拔针，然后用闪火法拔罐，留罐 20 分钟，隔日 1 次，每次 1 罐，连续 10 天。

治疗结果：针刺拔罐合用黄芪桂枝五物汤治疗产后身痛，总有效率为 98.5%，单纯药物治疗，总有效率为 81.5%，差异显著。

## 【常用方药】

黄芪桂枝五物汤组成：黄芪 18g，桂枝 12g，白芍 15g，红枣 10g，生姜各 10g。

随症加减：黄芪 18g，白芍、伸筋草各 15g，当归、独活、羌活各 10g，桂枝 9g。

服法：水煎服，每日 1 剂。10 天为 1 个疗程。

## 【验案赏析】

李某，女，36 岁。初诊日期 2005 年 3 月 29 日。初诊主诉：产后周身疼痛怕冷已 2 月余。患者缘于 2 个月前正常顺产后，即开始周身疼痛怕冷，上肢及肩背部疼痛明显，遇冷后症状加重。自觉恶风怕冷，局部无红肿，纳食尚可，二便调。舌淡苔薄，脉缓。实验室检查血沉、抗"O"均正常。中医诊为产后身痛，辨证为血虚受寒、痹阻脉络。治以养血散寒，宣痹通络止痛，方以针刺拔罐为主，穴位选择同前，并结合口服黄芪桂枝五物汤加减：黄芪 18g，鸡血藤、伸筋草、白芍各 15g，桂枝 12g，防风、当归、独活、羌活各 10g。经治病情逐渐好转，1 疗程后病情基本痊愈。随访无复发。

【按语】针刺可疏通经络气血，激发经气。闪火法拔罐对局部皮肤有温热刺激作用，可温经散寒。黄芪桂枝五物汤使气旺以促血行，温经通阳、散寒驱邪。两者结合可以更好地治愈产后身痛。

# 八、子宫脱垂

## 加味乌头汤……治疗子宫脱垂

刘克龙医师（重庆万县中医药学校，邮编：404000）应用加味乌头汤治疗子宫脱垂，取得较好疗效，尤其对Ⅰ度子宫脱垂疗效最佳。

## 【绝技妙法】

子宫脱垂，祖国医学称之为阴挺、阴脱等。病因多为产育过多，分娩时产程长，用力过度或处理不当，损伤胞络；或产后过早参加重体力劳动，过久站立与蹲位；或体质虚弱，长期咳嗽、便秘、腹泻等导致腹压增高，使盆底肌肉及筋膜过度伸展或损伤。患者因劳倦、多产，损伤脾肾，脾气不足则中气下陷，肾气亏损致带脉失约，冲任不固，无力维系胞宫，子宫韧带松弛，子宫失去悬吊而发本病。子宫脱垂日久，易受外邪侵袭，兼之局部气机不畅，脉络不通，故常有白带、阴痒、局部溃烂等症状出现。

诊断依据：按国家中医药管理局制定的诊断标准。妇女子宫从正常位置沿阴道下降，至宫颈外口达坐骨棘水平以下，甚者全部脱出阴道口外，伴有下腹隐痛、坠胀等症。妇科检查：子宫颈下垂至坐骨棘平面以下，但不超过阴道口者为Ⅰ度；子宫颈与部分子宫体脱出于阴道口外，常伴有阴道前后壁膨出者为Ⅱ度；宫颈与宫体全部脱出于阴道口外，常伴有阴道前后壁膨出者为Ⅲ度。

加味乌头汤治疗结果：Ⅰ度子宫脱垂 23 例中，痊愈 20 例，好转 3 例；Ⅱ度子宫脱垂 12 例中，痊愈 6 例，好转 5 例，无效 1 例；Ⅲ度子宫脱垂 41 例中，痊愈 14 例，好转 18 例，无效 9 例。

## 【 常用方药 】

加味乌头汤组成：黄芪 30g，麻黄 20g，白芍、制川草乌（先煎）、川芎、黄芩、生地黄、生甘草各 15g，蜂蜜 100g（兑服）。

服法：加水久煎内服，1 剂／天，每日 3 次。

乌头汤乃《金匮要略》方，用于治疗风痹症，该症与子宫脱垂的腰痛、腰胀等症候群有相通之处，因此可借用乌头汤加川芎、生地黄、黄芩治疗子宫脱垂。方中黄芪补中益气，麻黄辛温发表；麻黄配黄芪能鼓动肺气，调和全身经脉，以升提子宫；制川草乌祛寒除湿搜风，通达全身经络，荡涤子宫中的寒邪湿浊。但乌头性急，有过之不及之患，故配伍白芍酸甘以缓其急；甘草、蜂蜜可解乌头之毒，有顾胃保肝作用；生地黄、黄芩可清其郁热。全方共奏宣肺益气、通经活络、散寒除湿兼清郁热、升提子宫之功。子宫脱垂病，其本是中气下陷，其标是局部湿热或因寒湿侵袭，久而化火。

## 【 验案赏析 】

刘某，女，40 岁，农民。主诉：腰酸背痛，小腹坠胀 6 年余，白带量多。查子宫Ⅱ度脱垂，并有阴道前壁膨出。内服加味乌头汤 4 剂。复查子宫脱垂转为Ⅰ度，阴道分泌物仍多，外阴部瘙痒，续服上方，外用益母草 60g，枳壳 30g 煎水外洗阴部。3 剂后复查，子宫恢复到正常位置。

【按语】治疗本病时，首先要照顾整体，但也不能忽视局部。加味乌头汤对整体、局部两者兼顾，故效果显著。

## 温针加中药······治疗子宫脱垂

胡大文医师（广州市花都区人民医院，邮编：510800）采用温针加中药治疗子宫脱垂，取得满意疗效。

### 【绝技妙法】

该病中医称阴挺，其病机为脾虚气弱，中气下陷，不能提摄；或素体虚弱，房劳多产，胞络损伤，子宫虚冷，摄纳无力。正如《诸病源候论》谓："胞络伤损，子脏虚冷，气下冲则令阴挺出，谓之下脱。"

胡大文医师认为温针加中药治疗子宫脱垂疗效好，取效快，治愈率高，值得临床推广应用。

（1）温针治疗：取穴子宫（双）、足三里（双）。脾虚型配百会、气海、三阴交（双）、维道；肾虚配关元、照海、大赫。操作方法：穴位常规消毒，子宫穴用2寸毫针向子宫方向斜刺，以病人感到子宫上提，腰部和阴部酸胀为度，然后退针至皮下直刺。其他穴位常规针刺，用补法，得气后每针加0.8寸长药用艾条3段于针柄行温针治疗。每日1次，10次为1疗程。

（2）中药治疗：将本病分脾虚型和肾虚型，脾虚型以补中益气汤加川断、金樱子；肾虚型予大补元煎加金樱子、鹿角胶、紫河车、芡实。每日1剂，水煎服，10天为1疗程。

温针治疗既发挥了艾灸温络散寒、回阳固脱的作用，也发挥了经外奇穴子宫穴的独特疗效，配以百会、气海、三阴交、足三里益气升阳，固摄胞宫；或配关元、照海、大赫以补益肾气。中药补中益气汤为治疗气虚型子宫脱垂的效方；肾虚型予大补元煎疗效确切。

## 益气升提法……治疗子宫脱垂

尹桂岭等医师（山东枣庄矿业集团中心医院，邮编：277011）采用益气升提治疗方法，服用补中益气汤加减治疗Ⅰ、Ⅱ度子宫脱垂，疗效满意。

## 【绝技妙法】

本病常见气虚、肾虚两证。气虚为素体虚弱，中气不足，或因分娩用力过度，或便秘、久咳，均可致气虚下陷、系胞无力，而致子宫脱出。肾虚为房事频繁，或产育过多，肾气亏耗，带脉失约，冲任不固，无力系胞而致。治疗上各代医家以《内经》"虚者补之、陷者举之"为治疗原则，以益气升提，补肾固脱为主，补中益气汤加减治疗。

采用益气升提方法，服补中益气汤加减治疗Ⅰ、Ⅱ度子宫脱垂，总有效率87.5%。

## 【常用方药】

补中益气汤组成：黄芪18g，炙甘草、白术各9g，人参、陈皮、升麻、柴胡各6g，当归3g，鳖脬1个。

辨证加减：气虚加枳壳、金樱子、乌梅；肾虚加枸杞子、杜仲、山茱萸。

服法：水煎至300ml，口服，鳖脬研末冲服。

补中益气汤由黄芪、甘草、人参、当归、陈皮、升麻、柴胡、白术组成。方中重用黄芪，味甘微温，入脾肺经，补中益气，升阳固表，为君药。配伍人参、炙甘草、白术补气健脾为臣，与黄芪合用，以增强补中益气之功。气为血之帅，血为气之母，气虚日久，营血亏虚，故用当归养血和营，协人参、黄芪以补气养血，陈皮理气和胃，使诸药补而不滞、共为佐药，并以少量升麻，柴胡升阳举陷，协助君药以升提下降之中气，为佐使药。诸药合用，使气虚者补之，气陷者升之，元气内充，清阳得升，则诸证自愈。本方加鳖脖1个，因其有益气升提之效，加强本方作用。补中益气汤对小肠有兴奋和抑制作用，对横纹肌有兴奋作用。本方配伍升麻、柴胡对动物肠蠕动有促进作用。鳖脖含有骨胶原，其中含有天门冬氨酸、苏氨酸、苯丙氨酸等多种氨基酸，另含有磷酸钙等，其水煎剂对子宫有一定兴奋作用。

# 九、子宫肌瘤

## 活血化滞消瘤汤……内外兼治子宫肌瘤

冯泽芳医师（四川郫县人民医院，邮编：611730）采用内服活血化滞消瘤汤，同时外洗兼治子宫肌瘤，收到较满意的效果。

## 【常用方药】

活血化滞消瘤汤组成：三棱12g，莪术12g，元胡12g（打），三七粉（冲）8g，皂刺40g，五灵脂15g，白芷15g，红藤30g，半枝莲20g，败酱草20g，连翘12g，赤芍24g，荔核24g，牡蛎24g。

加减：月经过多或持续不净者去赤芍、三棱、莪术，加蒲黄、地榆；月经过少或闭经者加王不留行、水蛭；带下黄稠味臭，阴部奇痒者加苦参、蛇床子；带下绵绵，腰膝重者加淫羊藿、芡实；形体肥胖，舌苔厚腻，痰湿较重者加苍术、茯苓；腹部有剧烈疼痛者加乳香、没药。

每剂药煎3次，3次药液与三七粉合在一起大约800ml，留取100ml冲洗阴道或灌肠，余药液分3～6次饭后温服，每剂可服2天，20剂为1疗程。若查见滴虫和宫颈糜烂者，可在外用100ml的药液中加入适量的明矾或庆大霉素冲洗阴道或灌肠。此外，将煎煮过的药渣晒干打碎取500g左右，加入芒硝250g，食盐50g，酒醋各

80g，拌匀同放锅中炒热后，装入布袋中放在肚脐与小腹部热敷（以不烫伤皮肤为度），每晚 1 次，每次不少于 90 分钟，待温度下降时外用热水袋不断加热至小腹汗出更佳。

采用内服活血化滞消瘤汤，同时外洗兼治子宫肌瘤，总有效率达 94.6%。1 年后随访均未复发。

中医认为子宫肌瘤多由寒、热、痰、瘀以及湿滞相积而成。在治疗上西医主张手术切除，而术后往往会引起内分泌和性功能的失调，并产生肥胖、高血压及肠粘连等后遗症。采用中药大剂量多途径给药，具有以下特点：①内服药量大宜频服。只要辨证准确，用量宜大宜猛，才能祛邪迅速，取效卓著。同时，三煎药汁混合，药力均匀；饭后频温服不伤脾胃，不易出偏差；内服、阴道冲洗、灌肠、热熨分四处给药，药力分散，量大无妨。②外敷效佳而常用。利用煎煮过的药渣加入具有软坚散结、化滞消癥的芒硝和食盐消肿化积，活血通络的食醋和白酒通过对肚脐与小腹的温热刺激直接将药物作用到病变处。因肚脐下腹膜有丰富的深浅静脉丛，表皮角质薄，屏障功能弱，有利于药物的穿透弥散而进入血液循环，促进更好地发挥余药的第二次药理作用。③冲洗易吸收，分出煎好药液保留灌肠，或避开经期加适量的抗生素注入阴道宫腔给予包围性用药，此二途径给药可随肠壁和宫腔的血液循环直接促使病灶的软化消散和吸收。诸法合用，内外调治，对子宫肌瘤有较好的疗效。

## 【 验案赏析 】

汪某，39 岁，2001 年 8 月 16 日妇科检查、B 超提示：子宫肌瘤 7cm×6.13cm 大。小腹坠胀痛，有凉感，经色黑有血块，久而不净，带多阴痒。实验室检查白带有滴虫。舌质紫黯，苔白厚腻，脉沉涩。证属湿邪壅滞，瘀血阻络。治法：行气活血，化滞消癥散积。用活血化滞消瘤汤加蒲黄 12g，苍术 15g，苦参 24g，20 剂煎服。待月经干净后行前述外治方法。1疗程后上述症状消失，肌瘤缩至3cm×2cm。原方略有调整又服20剂，前后冲洗阴道20次，灌肠12次后，复查示肌瘤消失。1年后随访未复发。

【按语】对子宫肌瘤患者，只要诊断准确，应用中医的保守疗法进行治疗，可免受开刀之苦。

## 散结消瘤汤……治疗子宫肌瘤

李灵芝等医师（天津市中医医院，邮编：300140）运用自拟散结消瘤汤治疗本病，取得了良好的临床效果。

## 【绝技妙法】

子宫肌瘤属中医癥瘕范畴，其病因主要是经期、产后胞脉空虚，风寒乘虚侵入胞宫，凝滞气血，瘀阻胞脉；或忧思恚怒，脏腑失和，气机不畅，气滞血瘀，瘀血停滞，积久而成。本病病理关键为瘀血，故治疗子宫肌瘤以活血化瘀，散结消肿，温通经脉为原则。

## 【常用方药】

自拟散结消瘤汤功效：软坚散结，活血化瘀，益气调经。

自拟散结消瘤汤组成：鳖甲9g，穿山甲9g，生牡蛎30g，瓜蒌15g，枳壳12g，桂枝9g，党参20g，白术15g，茯苓15g，三棱10g，莪术10g，半枝莲15g，仙鹤草30g，红藤15g，山楂核15g，甘草6g

服法：日1剂，分2次煎服，经期停服，3个月为1个疗程，连服两个疗程。

散结消瘤汤以穿山甲、鳖甲、生牡蛎为君药，软坚散结，化瘀清热，使积久瘀血消散，血脉通畅；三棱、莪术、山楂核破瘀消瘕，祛瘀生新；桂枝温通血脉，辛散瘀血；凡癥瘕之疾多挟痰饮，痰与瘀相搏，故方中用枳壳、瓜蒌、茯苓行气开郁，化痰利水；仙鹤草、墨旱莲清热凉血止血，配伍党参、白术可益气摄血调经，以增强机体抗病能力，防三棱、莪术攻伐太过，损伤正气。

通过临床观察，子宫肌瘤患者大多存在血液流变学异常，血液黏稠度增高，经散结消瘤汤治疗后，患者血黏度降低，说明本药有改善微循环，增加局部组织的血液灌注量，抑制结缔组织增生，促进血块、包块吸收的作用。

## 二甲消瘤汤······治疗子宫肌瘤

关绍光医师（广东广州中医药大学第一附属医院，邮编：510405）自拟二甲消瘤汤治疗子宫肌瘤，收到较好疗效。

### 【绝技妙法】

现代医学认为，子宫肌瘤发生的原因可能与雌激素刺激有关。此证属中医癥瘕范畴。其发病原因多与气滞和血瘀有关。肿物多由七情所伤，肝气郁滞，脾气受损，寒邪内客，气血聚结而成；或者脾肾不足，阳气虚弱，脾失健运，水湿内滞，聚而成痰，痰阻胞络与气血相结，积而成。自拟二甲消瘤汤治疗子宫肌瘤正是根据其气滞血瘀之病因病机，采用理气活血法，以祛邪为主。若因久病气衰，气血亏损又需攻补兼施，寓攻于补。

二甲消瘤汤治疗子宫肌瘤总有效率为95%。治疗时间最短为1个月，最长为6个月。

### 【常用方药】

二甲消瘤汤功效：活血化瘀，消痰散结。

二甲消瘤汤组成：鳖甲（先煎）30g，炒穿山甲（先煎）、莪术各12g，海藻20g，广东王不留行（即薜荔果）15g，两头尖10g。

加减：气血不足者加黄芪、党参、首乌各20g；肝肾不足腰痛者加女贞子、杜仲各15g；月经量多加阿胶（烊化）、棕榈炭各15g；若带下量多或兼色黄味臭者加黄柏12g，椿根白皮15g；肝郁胸胁不舒者加柴胡12g，郁金10g。

服法：以清水750ml煎至150ml，温服，每日1剂。连服3个月为1疗程。最多治疗2个疗程。

本方以炒山甲、鳖甲为主药，其中鳖甲滋阴补肾，长于软坚散结，穿山甲长于走窜经络，善行消瘀滞，两药合用则活血化瘀，软坚散结之效更好。配以莪术破血祛瘀，行气止痛；海藻、广东王不留行具有消痰散结，活血化瘀之效；两头尖有理气散结止痛之功。现代药理学研究认为，活血祛瘀方药能对子宫平滑肌起到扩张和调整作用，能促进纤维化组织软化和收复吸收，也能调整某些内分泌失调。所以，以二甲消瘤汤为主方，随症加减能收到较满意效果。

## 【验案赏析】

梁某，女，30岁，1989年4月28日初诊。近年来月经量增多，夹有瘀块，经前有下腹痛，两胁隐痛不适，乳胀，腰酸，睡眠梦多，神疲体倦，舌淡黯、苔薄，脉弦细。经B超检查诊为子宫肌瘤，子宫体13cm×12.8cm×10.3cm，肌瘤5.6cm×5cm。中医诊断为癥瘕，属脾虚肝郁型。以二甲消瘤汤为主方加党参20g，柴胡、郁金各12g，女贞子15g，连治2个月后自觉经量较前减少，已无腹痛、胁痛，乳胀消失，睡眠转好但月经仍有少量瘀块。复查B超显示肌瘤缩小为4.2cm×3.8cm。仍按二甲消瘤汤为主加党参、黄芪各20g以加强补益气血之功，再治疗1个月。经妇检及B超检查，肌瘤已消失，子宫大小正常。

【按语】以二甲消瘤汤为主方，随症加减能收到较满意效果。单纯以祛邪散结，活血祛瘀则容易出现月经量增加，食欲减退，头晕疲乏等不良反应。故应以祛邪为主，辅以调气血，补肝肾，这既能消除体弱者的不良反应，同时能增强身体抵抗力。

## 妇瘤消……治疗子宫肌瘤

李贤田等医师（河南郑州市中医院汝河分院，邮编：450006）应用妇瘤消治疗子宫肌瘤，疗效满意。

## 【绝技妙法】

李贤田等医师认为：本病发生的根本原因是正气不足，导致邪气入侵。气血不和，使瘀血内停，积而成疾。正气不足则抗病能力下降，病邪发展。所以在确立该病的治则时，应以扶正为主，并辅以活血化瘀，软坚散结，调理气机之法，方能达到扶正祛邪之目的。

自制妇瘤消疗效：总有效率为96.17%。多数瘤体可在2个疗程内消失，其中最短35天，最长150天，平均98天。服药期间未出现任何副作用，未发现1例瘤体增大或恶化现象。伴随瘤体的缩小或消失，其临床症状也随之缓解。

## 【常用方药】

自制妇瘤消功能：培补气血，活血化瘀，行气导滞，软坚散结。

自制妇瘤消组成：黄芪30g，制穿山甲、制鳖甲、龙骨、牡蛎各20g，木香、白术、郁金各15g，三七、当归、赤芍、蛰虫各12g，西洋参、血竭各10g，麝香0.5g。

服法：将上药焙干，研为细末，过筛混匀，每100g药粉加炼蜜110g，制成药丸，每丸9g，每次1丸，每日3次，以温开水送服，2个月为1疗程。该药孕妇忌服，经期经血过多，可停2～3天再服，并逐月登记患者症状和体征变化。每2个月后行B超复查。

方中选用西洋参、黄芪、白术为主药，有健脾益气培补气血，增强机体抗病祛邪能力，穿山甲、麝香、䗪虫、赤芍、三七、当归、血竭以活血化瘀，瘀安生新。取郁金、木香、龙骨、牡蛎，鳖甲行气导滞，软坚散结。纵观全方标本兼顾，攻补兼施，扶正祛邪，以利正气恢复，从而达到消除子宫肌瘤之目的。

## 【验案赏析】

陈某，50岁，干部。1987年4月因月经周期缩短，经期延长、经量增多，伴右少腹痛。到市某医院妇科检查怀疑"子宫肌瘤"，行B超检查提示：子宫右前壁突起，可见4.5cm×3.2cm弱回声团。最后确诊：子宫肌瘤。几年来，因不愿手术，到各地经中西药治疗，效果均不佳。1993年11月前来我院诊治。刻诊：面色黧黑，自觉右少腹痛，胸胁不适，纳差，月经愈后，舌紫边有瘀斑、苔薄白，脉细涩。B超提示：多发性子宫肌瘤，大者7cm×5.6cm，小者1.5cm×1.5cm。中医诊断：癥瘕（气滞血瘀型），故给予妇瘤消治疗。服药2个月后，B超复查：子宫正常。月经亦恢复正常，面色红润，体重增加7kg。随访至今，未再复发。

### 消瘤汤……治疗子宫肌瘤

马文侠等医师（河南省计划生育科学技术研究院，邮编：450003）用自拟消瘤汤加减治疗子宫肌瘤，取得较好的疗效。

## 【绝技妙法】

马文侠等医师根据子宫肌瘤"正气虚弱，血气失调"的发病特点，提出气滞血瘀是本病的主要病机，活血化瘀，软坚散结是本病的治疗大法，补肾乃为本病防治的根本。据此，他们在经方"桂枝茯苓丸"的基础上，结合临床用药经验和现代药理研究，加入4味中药，夏枯草，牡蛎，丹参，杜仲，共奏活血消癥，调冲补肾之功效。

自拟消瘤汤治疗子宫肌瘤，不仅主要症状改善，其他如腰痛、小腹痛、带下量多、头晕乏力等症状，也有不同程度的改善，总有效率为93.33%。

## 【常用方药】

自拟消瘤汤组成：桂枝15g，茯苓10g，牡丹皮12g，赤芍10g，桃仁10g，夏枯草12g，牡蛎20g，丹参12g，杜仲10g。

加减：气虚加黄芪、党参各15g；血虚加何首乌10g，黄精15g；月经多加炒蒲黄10g，茜草炭15g；腹痛加延胡索、五灵脂各10g；白带多加白术10g，白花蛇舌草12g；腰酸加菟丝子、川断各10g；大便干结加炒草决明20g。

服法：每日1剂，连服1个月，以后可制成丸剂以图缓效。继服2个月，经期停服。

自拟消瘤汤中桂枝温通血脉，芍药行血中之滞以开郁结，茯苓淡渗以利行血，与桂枝同用能入阴通阳；牡丹皮、丹参、桃仁破瘀散结消癥；夏枯草、牡蛎活血破瘀软坚散结；杜仲微辛和畅气血之滞，为防治本病的根本。现代药理研究表明，夏枯草具有明显散结抗炎消肿作用；丹参可以抑制血液凝固，促进纤维蛋白原溶解，从而降低血液粘稠度，改善微循环；桃仁具有抑制纤凝系统，促进纤溶系统功能及白细胞吞噬功能等作用。诸药合用以达软坚散结，破瘀消癥之目的。本方制成丸剂后服用方便，长期服用无肝肾功能受损等副作用。

## 中药内服外敷……治疗子宫肌瘤

杨普选等医师（陕西第八棉纺织厂职工医院，邮编：712000）采用中药内服外敷治疗子宫肌瘤，疗效满意，总有效率92.3%。

### 【绝技妙法】

子宫肌瘤属中医"癥瘕"，范畴，与《灵枢·水肿篇》中的"石瘕"相似。笔者根据历代医家对"癥瘕"成因的论述，认为瘀血为本病的根本，因六淫七情之诱因，引起脾肾肝等脏腑功能失调。故治疗重点在于活血化瘀，补气、养阴、行气、温宫化痰等法为辅，审因求证。

### 【常用方药】

(1) 消癥灵基本方组成：党参、川芎各15g，桂枝、鹿角片、桃仁、海藻各10g，三棱、莪术、夏枯草各20g，生水蛭（冲服）3～10g，当归、茯苓各12g，山慈姑10～30g。

加减：气虚甚者加黄芪、白术、山药；阴虚者加乌梅、女贞子、墨旱莲、熟地黄；寒凝者加附片、补骨脂、巴戟天；痰阻者加白芥子、苍术；出血多者加仙鹤炭、茜草根、三七粉等。

用法：水煎服，日1剂，1个月后药量加倍制成丸散剂内服，每次6～9g，日3次，红糖水冲服。经期停服。

(2) 外敷方组成：马钱子、蜈蚣、川芎、天南星、桂枝等，上述药物研末以凡士林调成膏外敷神阙穴及少腹肌瘤相应处，外用胶布固定，每次 2 ～ 8 小时，每日 1 次。月经期忌用。1 个月为 1 疗程，连用 3 ～ 6 个疗程。

川芎为血中之气药，引药下行直达胞宫；当归活血补血；桃仁活血化瘀；三棱、莪术软坚散结，夏枯草辛苦寒，生水蛭、海藻咸寒，既能软坚消癥破瘀，又不伤新血；水蛭宜生用冲服量由小到大，山慈菇甘寒散结之力尤强，其有效成份能显著抑制肌瘤细胞核的分裂；党参、茯苓补气健脾扶正固本；桂枝、鹿角片温通经脉助气运血。实践证明补气温通法能提高机体细胞免疫功能，并随疗程的延长效果更显著。马钱子消肿散结，现代研究其对多种癌瘤有治疗作用，蜈蚣外用有较强的解毒消肿之功，天南星燥湿化痰消肿散结。诸药合用内服外敷随证加减共奏活血化瘀、软坚散结之功，使瘀血祛、癥瘕消、疾病愈。

# 十、卵巢囊肿

## 加味下瘀汤……治疗卵巢囊肿

张英娥等医师（青海省交通医院，邮编：810000）采用加味下瘀汤治疗卵巢囊肿，总有效率95.6%，本方有温经散寒，活血化瘀，软坚消结的功效。

### 【绝技妙法】

女性卵巢囊肿，系妇女下腹部出现的肿块，是一种卵巢良性的肿瘤。中医谓之"肠蕈"，认为系因气滞、痰浊停聚卵巢所致，亦有认为是气阻血瘀，瘀积留滞所致，多数认为气滞血阻，寒痰瘀凝胞络是形成卵巢囊肿的重要因素。

采用加味下瘀汤治疗卵巢囊肿，总有效率95.6%，尤其对小体积卵巢囊肿疗效更好。加味下瘀汤功效：温经散寒、活血化瘀、软坚消结。

### 【常用方药】

下瘀汤组成：制大黄、桃仁、三棱、莪术各9g，䗪虫6g，桂枝12g，茯苓、皂角刺、炒穿山甲、王不留行各15g，生牡蛎30g，制附子10g。

服法：水煎服，日1剂，分早晚2次饭后温服，经期停服，改服逍遥丸，25天为1疗程。

下瘀汤方中大黄荡逐瘀血，桃仁活血化瘀，䗪虫逐瘀破结，加三棱、莪术、王不留行以增强活血化瘀通络消瘀之功，穿山甲、牡蛎、茯苓以软坚散结，加强消除瘀块作用，配以桂枝、附子温通经脉，使气血畅通，桂枝配皂角刺温经通络，促进增生组织的软化吸收，配附子消痰软坚以控制卵巢囊肿发展，进而消散囊肿。诸药组成故有温经散寒、活血化瘀、软坚消结之功。

## 香棱失笑散加减······治疗卵巢囊肿

钟光华医师（四川德阳市人民医院，邮编：618000）用自拟香棱失笑散治疗卵巢囊肿，收到满意的效果。

### 【绝技妙法】

卵巢囊肿属中医"癥瘕、肠覃"范畴，类属妇科常见的良性肿瘤病症，发病年龄多见于25～45岁之间，其病因复杂，西医多认为与卵巢功能失调有关，其治多采用手术疗法。笔者认为该病患多因正气虚弱，血气失调，气滞是癥瘕的起病因素。例如生活所伤，内伤七情，或经期产后，正气亏虚，血室正开或房事不节，或恚怒伤肝，忧思伤脾等均可引起气血失调，气血郁滞，而形成癥瘕（肠覃）。本病辨证，重在气病、血病，故治以理气行滞，活血破瘀，散结消癥为主。方选香棱失笑散加减。

### 【常用方药】

自拟香棱失笑散组成：香附、三棱、莪术、青皮、白芷各9g，蒲黄（纱布包煎）、五灵脂各12g。

临床加减：伴有盆腔积液，炎症重者选加苍术、黄柏、车前草、土茯苓各 12g，白头翁 24g；偏湿热者选加银花藤、薏苡仁、马齿苋各 30g，通草 6g；偏寒湿者选加桂枝、白芥子、小茴香各 12g，辽细辛 6g；偏气血虚者选加党参、黄芪、鸡血藤各 15g；偏肾虚选加杜仲、桑寄生、续断各 15g。每日 1 剂，早中晚各服 1 次，每次 100ml，7 天为 1 个疗程。经期血较多者停药，待经净 7 天后续服。服药期间，忌食辛辣厚味之品，避免情志刺激和性生活。

方中香附、青皮、五灵脂、白芷解郁，行气导滞；三棱、莪术、蒲黄破瘀消癥。

## 【验案赏析】

黄某，女，28 岁，教师。于 2004 年 5 月 13 日就诊。患者自述 2 个月前经西医妇科检查发现右下腹 1 包块，有压痛；B 超示：右侧附件区探及一囊性暗区，大小为 3.8cm×4.5cm，盆腔有少许积液，诊断为卵巢囊肿，给予抗炎等对症治疗，无效后建议手术，患者顾忌，转中医妇科保守治疗。四诊证见：患者失恋后心情郁闷，后渐经期不定，量较少，伴少腹和乳房胀痛，少腹右侧觉有包块，白带少许，无异味，纳少，舌淡暗、苔薄白，脉沉弦略涩。四诊合参，诊断：卵巢囊肿（西医）；癥瘕（肠覃）（中医），证属肝郁气滞，血瘀夹湿，治以理气活血、除湿、通络消癥，方选自拟香棱失笑散减去五灵脂，选加苍术、黄柏、车前草、白蔻各 12g，薏苡仁 24g。服完 1 个疗程后腹痛消失，余症皆缓。妇科检查双侧附件区未触及异常。B 超示：囊肿消失，其余未见异常。再以逍遥散加减疏肝理脾、调和气血善后，5 剂告愈。随访 1 年均未复发。

【按语】气滞血瘀虽是本病发生的重要因素，但须视其兼症灵活辨证施治，加减用药有所侧重；或佐以清热除湿，或佐以理气化痰，或佐以凉血解毒，或佐以扶正，才能达到满意疗效。

## 消癥汤配合中药保留灌肠……治疗卵巢囊肿

刘文英医师（西安市卫光电工厂职工医院，邮编：710065）采用消癥汤配合中药保留灌肠治疗卵巢囊肿。

## 【常用方药】

采用消癥汤水煎内服，并用清热解毒、化瘀散结的中药保留灌肠治疗，具有舒肝健脾除湿、化瘀消癥散结的功效，治疗卵巢囊肿，收到理想效果。

消癥汤组成：蒲黄、炒灵脂、丹参、生芪、炒白芍各15g，当归12g，桂枝、郁金、香附各10g，干姜、青皮各6g。

加减：胸闷不舒加柴胡、瓜蒌；腰痛重者加川断、杜仲；月经不调者加益母草；痛经、下腹坠胀重者加乌药、元胡。月经干净后开始服药，经来前停药，1个月经周期为1疗程。

中药保留灌肠基本方：三棱、莪术、木香、皂刺、土贝母各10g，红藤、败酱草、野菊花各15g，公英20g。

每剂浓煎至150～200ml，临睡前排空大小便后保留灌肠。月经干净后开始应用，隔日1次，1个月经周期为1疗程，经期停药。

治疗卵巢囊肿当以疏肝理气，健脾化痰，温经散寒，破血逐瘀，软坚散结为治则。以消癥汤为主方内服，方中郁金、香附、青皮、生芪舒肝健脾除湿；干姜、桂枝温经散寒；蒲黄、炒灵脂、丹参、当归、炒白芍活血化瘀。全方共收活血化瘀、化痰除湿、理气散结的功效。加上中药保留灌肠使药物的利用度较高，且可通过渗透直接作用于病变部位。

方中三棱、莪术相须为用是方中的主药。《医学衷中参西录》曰：

"三棱、莪术为化瘀血之要药,治女子癥积,性非猛烈,而建功甚速。"再辅以红藤、败酱草、公英、野菊花解毒散结,皂刺、土贝母消散通透,直达病所,消癥化囊。

## 【验案赏析】

王某,女,46岁,干部。1999年7月9日就诊。以阵发性右下腹胀痛3月余之主诉入院。患者于1999年元月因伤心过度,导致月经不调,3个月前自感右下腹胀痛,经前尤甚,情志不畅时加重。B超示"右侧卵巢囊肿",大小3.2cm×4.3cm。因外阴肿痛,检查诊断为"左侧巴氏腺囊肿"。患者面色灰暗,舌青苔白,脉沉细。症属肝气郁结,痰瘀内阻,用消癥汤加柴胡9g,益母草、元胡各12g,水煎内服,配合中药保留灌肠及坐浴。治疗25天病情好转,B超复查,卵巢囊肿消失,外阴囊肿缩小变软出院。后继续用药痊愈。随访半年未见复发。

【按语】消癥汤水煎内服,并用清热解毒、化瘀散结的中药保留灌肠,内外合治,具有协同作用,共奏理气化痰、祛瘀散结之效。

## 自拟化瘀消癥汤……治疗卵巢囊肿

牛国英医师(河南南阳张仲景国医学院附属医院,邮编:473061)自拟化瘀消癥汤治疗卵巢囊肿,具有行气活血、化瘀消癥功效,是治疗卵巢囊肿的理想方剂,总有效率为95.24%。

## 【绝技妙法】

卵巢囊肿患者,对年轻未孕者来说大多数都不愿接受西医手术治疗,故多选用中药治疗。由于该病多因肝郁气滞,血气失调,或经期产后，正气亏虚，外邪侵袭，或房事不节，忧思伤脾等引起气滞血瘀、痰湿凝结、邪毒内蕴而形成癥瘕，故以理气行滞、活血破瘀、散结消癥为法。

## 【常用方药】

自拟化瘀消癥汤组成：赤芍 18g，桃仁、王不留行、莪术、海藻各 15g，桂枝、鸡内金各 12g，炮山甲 10g，水蛭 8g。

伴有盆腔积液，炎症重者加苍术、黄柏、车前草、土茯苓各 12g。

加减：湿邪偏盛者加银花藤、薏苡仁、马齿苋各 30g，通草 6g；寒湿偏盛者加桂枝、白芥子、小茴香各 12g；气血亏虚者加党参、黄芪、鸡血藤各 15g；肾虚者加杜仲、桑寄生、续断各 15g。

服法：每日 1 剂，水煎分早、中、晚 3 次服用，7 天为 1 个疗程。经期出血较多者停药，待经净 7 天后续服。服药期间忌食辛辣厚味，避免情志刺激和性生活。自拟化瘀消癥汤中用莪术、炮山甲、水蛭、海藻破瘀消癥；桃仁活血化瘀，消肿止痛；赤芍、王不留行活血散结；桂枝温通经脉；鸡内金消食助运消癥。

## 【验案赏析】

马某，女，23 岁，农民，2005 年 5 月 13 日就诊。患者自述 2 个月前经西医妇科检查发现右下腹一包块，有压痛。B 超示：右侧附件区探及一囊性暗区，大小为 3.8cm×4.5cm，盆腔内有少量积液。西医诊为卵巢囊肿，中医诊为癥瘕。因患者拒绝手术，特求中医诊治。诊见月经量少，色暗有块，伴少腹、乳房胀痛，少腹右侧觉有包块，有压痛，白带少许，无异味，纳差，舌质暗，苔薄白，脉沉弦略涩。证属肝郁气滞，络塞血瘀。治以理气活血，通络消癥。方用自拟化瘀消癥汤原方加车前草、土茯苓、桂枝、白芥子各 12g。每日 1 剂，水煎分早、中、晚 3 次服。服完 2 个疗程后腹痛消失，余症皆除，妇科检查双侧附件区未触及异常。B 超复查示囊肿消失。随访 1 年，未见复发。

【按语】自拟化瘀消癥汤治疗卵巢囊肿，根据病情灵活加减变化，颇合该病之病因病机，故获效满意。

## 张氏消癥汤……治疗卵巢囊肿

尤俊文等医师（宁夏银川市中医医院，邮编：750001）以张氏消癥汤治疗卵巢囊肿，结果总有效率达 93.4%，表明该方对卵巢囊肿有良好疗效。

## 【 常用方药 】

卵巢囊肿一病，主要病因为气血瘀滞或和寒湿邪阻。总治则是祛瘀散结以消癥。

消癥汤组成：丹参、刘寄奴、马鞭草各 20g，炒王不留、山楂炭、炒内金各 15g，三棱、莪术各 10g。

加减：偏气滞者选加香附、八月札各 15g；偏血瘀者选加元胡、川芎各 15g，乳香、没药各 10g；偏寒湿凝滞者选加桂枝、白芥子各 10g，炒小茴 15g；偏湿热者选加忍冬藤、苡米各 30g，半边莲、土茯苓各 20g，赤芍 12g，丹皮 10g；偏肾虚者选加川断、寄生、狗脊各 15g，补骨脂 20g。

服法：水煎取汁共 300ml，早晚各服 1 次，每日 1 剂，20 天为 1 疗程。外敷方：透骨草、艾叶、当归各 30g。寒重加细辛 20g，炒小茴 30g；偏热加薄荷 30g。温热包裹外敷下腹部患处，经期血多者停药。主方中丹参、三棱、莪术活血化瘀，刘寄奴、马鞭草活血化瘀、利湿散结，炒王不留理气助化瘀，山楂炭、炒内金消滞生新。

## 【验案赏析】

案 1：侯某某，女，39 岁，机关干部，2001 年 9 月 5 日初诊。半年前外院诊为卵巢囊肿，给抗炎等治疗不效后建议手术，转我科要求中药保守治疗。患者离异后心绪郁闷，渐月经错后，量偏少，且右少腹憋胀痛，面着褐斑，乳房胀痛，稍劳则腰酸，白带量多，无异味，纳少，大便干，舌淡暗苔薄白，脉弦细。妇科检查：右侧附件区触及一 3cm×4cm 大小囊性肿物，有压痛。B 超示右侧卵巢囊肿 3.2cm×4.5cm。辨为肝气郁结致气滞血瘀患病，治以理气活血、通络消癥，方以消癥汤加忍冬藤 30g，瓜蒌仁 20g，香附 15g，同时配合外敷方敷患侧腹部。2 个疗程后腹痛消失，经期已准，余症皆缓，妇科检查双侧附件区未触及异常，B 超示：囊肿消失。随访一年未见复发。

案 2：魏某某，女，16 岁，学生，2001 年 3 月 20 日初诊。右卵巢囊肿剥离术后半年，近 2 个月痛经又甚，带下量多杂褐，味异，口唇生疮，四末不温，纳呆，末次月经 3 月 10 日，下腹凉痛颇甚，大便溏，舌淡苔薄白，脉细沉弦。B 超示：盆腔积液、左侧卵巢囊肿，大小为 4.1cm×3.6cm。辨为寒湿凝滞，瘀阻胞脉。治以化瘀除湿，温通经络。方为消癥汤加薏苡米、忍冬藤各 30g，元胡 15g，没药 10g，桂枝 8g，配外敷药。随症加减治疗 3 个月后，经行血畅，腹痛止。B 超示双附件未见异常。告愈。1 年后其母因病来诊时告知：女儿经水已调，卵巢囊肿再未复发。

【按语】血瘀虽是本病发生的重要环节，但须据兼症灵活辨证施治，加减用药有所侧重，配外敷药芳香透皮而直至患处，内服外敷同施，提高疗效。

# 十一、乳房疾病

乳痈解毒汤配合抗生素……治疗急性乳腺炎

董西林等医师（西安交大医学院第二附属医院，邮编：710004）采用自拟乳痈解毒汤加大剂量青霉素治疗急性化脓性乳腺炎，取得满意疗效。

## 【绝技妙法】

本病属祖国医学"乳痈"范畴，病因病机多为产后气血虚弱，又遇情绪不畅，肝气郁滞；小儿睡眠中吸吮乳汁鼻中气吹乳房；产妇睡姿不适挤压乳房；乳头破损，不与小儿吮乳，致使乳络失宣，乳汁郁久化热酿毒，进而腐肉成脓。治法当为清热解毒、消肿散结、通络排脓、疏肝扶正。

## 【常用方药】

乳痈解毒汤组成：重楼、蒲公英、地丁、生黄芪、丝瓜络各15g，瓜蒌12g，穿山甲、王不留行、皂刺、花粉、柴胡、生麦芽各10g，蜈蚣4条。

服法：水煎内服，日1剂半。所有患者除内服中药煎剂外，并用青霉素800万单位，加入生理盐水中静滴，每日1次至痊愈。

本方中重楼，蜈蚣、蒲公英、地丁清热解毒；瓜蒌、花粉、山甲、王不留行、丝瓜络、皂刺消肿散结，通络排脓；柴胡、生麦芽疏解肝郁；生黄芪补虚扶正，托毒外出。全方配伍得当，使热毒散，乳汁通，则肿痛消。本病起病急、进展快，易化脓，且患病后因乳房疼痛及乳汁瘀积，一般婴儿停止哺乳，但必须用吸乳器乳汁排出，以断其生脓之源。而西医多采用回乳及切开排脓的方法，患者痛苦大，愈后失去哺乳功能。单用中药又显力量不足。

## 【验案赏析】

王某，女，27 岁。1989 年 5 月 15 日初诊。产后 1 个月情绪不畅，3 天前自觉右乳疼痛，触之有黄豆大小硬结，遂用青霉素 160 万单位肌注，次晨见硬结明显增大、红肿、疼痛难忍伴有高热，改用青霉素 800 万单位静滴 2 天，仍高烧不退，硬结变软，有波动感，范围 2cm × 2cm 位于右乳外侧平乳头处。外科医生会诊认为必须手术切开排脓，否则自行破溃，恐难收口。患者因惧怕手术，要求试用中药治疗。遂给乳痈解毒汤 6 剂，每日 1 剂半，继用青霉素 800 万单位静滴。嘱患者尽量排出乳汁，6 剂服完体温控制，化脓处未破溃，且明显缩小，继服 6 剂，脓汁吸收而告痊愈。

【按语】采用中西医结合治疗，中药予以清热解毒、消肿排脓。西药加强抗菌消炎之力，效果满意，不开刀，无痛苦，愈合后可继续正常哺乳，不留瘢痕，不失为较理想的治疗方法。

## 自拟乳痈内消汤······治疗急性乳腺炎

项玉华医师（四川攀钢（集团）公司密地医院，邮编：617063）以自拟乳痈内消汤治疗急性乳腺炎千余例，疗效显著。

## 【绝技妙法】

项玉华医师认为临床宜将急性乳腺炎分为化脓前期和化脓期进行辨治，治疗宜早、及时。化脓前期以内消汤治疗，清热解毒，理气活血，通络宣痛，且早期用药量一定要大，待病情减轻后药量再随之减少，否则病重药轻不能阻止化脓，达不到内消的效果。尽量配合乳房按摩、吸乳等措施，使乳腺管保持通畅，减少因乳汁淤滞腐化而促成化脓的条件。

## 【常用方药】

乳痈内消汤组成：银花、公英各30～50g，地丁、紫背天葵各30g，漏芦、路路通、王不留行各20g，菊花、赤芍、山甲珠各15g，桔梗12g，木通、乳香各6g。

用法：水煎，每日1剂，分3次服。配以适量仙人掌捣泥外敷，每日1～2次，则效果更佳。

针对乳痈的病机，乳头破损，邪毒入络，厥阴气滞，阴阳蕴热，以五味消毒饮清热解毒为君，辅以路路通、木通、桔梗、山甲珠、漏芦、通草等活络凉血、通乳定痛为臣，综合为方，共奏其效。

禁忌：服药期间禁饮酒，禁食醪糟。

## 【验案赏析】

案1：李某，女，23岁，已婚。1981年9月5日因恶寒发热，右乳疼痛红肿来诊。患者为初产妇，2天前始感头痛，恶风寒，盖被两床仍觉全身还冷，口渴、大便干燥。望诊：痛苦面容，颜面潮红，左乳红肿灼热，乳头有一胡豆大小之脓点，暂无溢脓，剧痛拒按，左腋下淋巴结肿大、压痛。舌质红，苔偏厚腻，脉细数。体温

40℃，血细胞 WBC14×10⁹/L。证属邪热毒盛，乳络壅塞。诊断为急性乳腺炎化脓前期。治以清热解毒、活络通乳之内消汤 3 剂，上诉症状明显好转。方既对症，原方稍减药量续服 2 剂，两天后右乳肿消变软，已无疼痛，全身症状消失，乳汁通畅，治愈而能哺乳。

案 2：张某，女，24 岁，已婚。1983 年 12 月 11 日因恶寒发热，左乳疼痛难忍，乳汁不通，全身酸痛前来就诊。患者痛苦呻吟，左乳红肿、质硬、张力高，局部灼热，乳汁不下，用吸乳器仅吸出少量乳汁。诊断：急性乳腺炎化脓前期。治以清热解毒，活络通乳。予内消汤 3 剂，复诊时已不感恶寒发热，左乳红肿灼热均明显减轻，精神好转。原方甲珠改为冲服以增强通乳之功。三诊时，乳汁已通，左乳房恢复正常，全身症状消失，诸症痊愈。

## 中医药内外兼治乳痈

李东梅医师（广东省中医院珠海医院，邮编：519000）采用中药内服配合揉抓排乳手法或火针洞式烙口加提脓药捻引流法治疗乳痈均Ⅰ期，方法简便，安全有效。

## 【绝技妙法】

（1）内治法：郁滞期以疏肝解郁，消肿通乳为法；成脓期以清热解毒，托里排脓为法。自拟乳痈汤由柴胡、全瓜蒌、金银花、牛共子、皂角刺、黄芪、青皮、桔梗、王不留行、鹿角霜、漏芦、路路通组成。并随症加减：热重者加石膏、蒲公关；肿痛明显者加乳香、没药、赤芍；乳汁壅滞者加王不留行、木通；产妇不哺乳或断乳后乳汁壅胀者加麦芽、山楂；气郁者加香附、川楝子、枳壳；口渴者加芦根、天花粉；恶露未净者加川芎、益母草、五灵脂；硬结不消者加穿山甲、浙贝母；大便不通者加桃仁、火麻仁。

（2）外治法：郁滞期用揉抓排乳手法。患者取坐位，先在患乳涂少量润滑剂后用左手托起乳房，右手五指顺乳络方向先轻拿提拉乳头及乳晕部，以扩张输乳管输通淤乳，继而用五指指腹揉、推、挤、抓的手法按摩患乳部硬结肿块，沿放射状从乳房根部向乳晕部揉抓。随后右手拇指与食指夹持乳晕及乳头不断轻拉揪提，积乳即喷射排出，至结块消失、乳房松软、疼痛明显缓解为度。若热敷后按摩疗效更佳。对病情较重者次日重复治疗1次。

成脓期用火针洞式烙口加提脓药捻引流法：在B超定位下选择脓肿皮薄和波动感最明显的稍低处用火针洞式烙口引流排脓，烙口应达脓腔基底使引流通畅且避免损伤乳络形成乳漏。然后用五五丹或八二丹药捻拔毒引流，定期换药至脓尽后用生肌散收口。

治疗乳痈，应掌握以下4个要点：①明确主诉；②明确病位；③明确辨证；④正确立法。

中医内治方面，治疗以通为用，以消为贵，尤贵早治，早期用消法能使结聚之毒邪消散于无形，即使无功，亦能使毒邪移深居浅，转重为轻。而"通"能荡涤淤乳，使败乳、毒热排出，疏表邪以通卫气，通乳络以去积乳，和营血以散瘀滞，行气滞以消气结，通腑实以泄胃热，均属于"通"的具体运用。乳痈汤组成中柴胡、全瓜蒌、牛蒡子疏肝解郁，清热通乳散结；金银花清热通络止痛；鹿角霜配全瓜蒌利气散结，温经通乳；青皮舒肝解郁，理气散结；皂角刺益气破结，托里排脓；桔梗轻空引药上行；黄芩清热凉血；漏芦、路路通、鹿角霜、王不留行配合增强通乳散结功效。诸药配伍，共奏消痈散结，舒肝通乳，化瘀止痛之功。用药时按各临床分期的不同特点分别辨证加减，以期在治疗过程中清热、通乳、疏滞、消结、散瘀，活血之功各尽其责，以提高疗效。

## 灸敷法······治疗乳痈

　　章正兴等医师（湖北中医学院，邮编;430061）运用灸敷的方法治疗乳痈早期和结块性乳痈，疗效满意。

## 【绝技妙法】

　　乳痈是乳房部的急性化脓性疾患。早期患者除有全身症状外，局部有红、肿、热、痛的硬块。还有部分病人，乳痈早期应用抗生素或其他药物治疗未能痊愈，局部形成不化脓又不易消散的硬块，我们称之为半阴半阳结块性乳痈（简称结块性乳痈）。

　　采用先灸后敷的方法，即选用市售艾叶药条，点燃后距乳房发病部位约 6 ~ 10cm 处悬灸，注意不灼伤肌肤，以患者不觉灼痛难受为度。如果病变范围大，可移动点燃的艾条定时更换灸治热点，每日 1 ~ 2 次，每次 30 分钟，5 天为 1 疗程。一般患者不用抗生素和中药内服。如果体温超过 38.5 ℃，体质较差，全身症状较重可内服中药或选用抗生素。灸毕给予乳腺按摩，然后再敷乳块消散膏。

　　乳块消散膏由黄芪 30g，当归、白芷各 15g，桃仁 10g，乳香 8g,血竭、川乌各 5g 组成,研末过 100 目筛,按 20% 比例凡士林调成。病者体温超过 3 9 ℃，体质弱，精神差，纳食少，或乳痈已化脓不用该法治疗。

　　44 例乳痈早期和结块性乳痈病者经 1 ~ 3 个疗程灸敷治疗（其中 4 例重症患者曾配合中药内服和加用抗生素）治愈（症状消失，乳部硬块消散，体温恢复正常。）24 例，好转（症状减轻，乳部硬块缩小在 2cm × 2cm 以内且肿块已无压痛，体温亦恢复正常。）14 例，无效（症状和体征无明显改善，甚或扩展，局部化脓，体温升高。或为灸敷治疗超过 3 个疗程症状和体征不改善者）6 例。最短

3 天治愈。

## 【验案赏析】

王某某,24 岁,工人,产后半月,近 2 天来左乳疼痛,四肢乏力,恶寒纳减。检查在左乳外上象限扪及 8cm×8cm 硬块,局部焮红,灼热,压痛,乳汁不通,体温 37.8℃,血白细胞 $11×10^9/L$,其中中性粒细胞 $0.82×10^9/L$,淋巴细胞 $0.18×10^9/L$,诊断为乳痈早期,用灸敷法治疗 4 天,症状和体征消失,血白细胞 $7×10^9/L$,中性 0.72,淋巴 0.28,痊愈。

## 黄芪消癥丸……治疗乳癖

辛淑惠医师(福建泉州市中医院,邮编:362000)用黄芪消癥丸治疗乳癖,取得满意效果。

## 【绝技妙法】

乳癖临床辨证分型甚多。笔者认为其病因病机为肝郁气滞、痰凝血瘀、冲任不调,故用黄芪消癥丸软坚散结消癥,实为相宜。且乳癖属慢性疾患,以丸剂缓消。方中黄芪补脾益气,利水消肿,调节机体免疫功能,提高抗病能力;丹参活血养血,调补冲任;黄药子、夏枯草、生牡蛎清热化痰,善消痰核癥结;益母草活血化瘀,与黄芪相配利水消肿,引痰湿从溺而去;三棱、莪术、赤芍、元胡、蒲黄、香附理气行滞,善消癥癖;半枝莲清热消癥,合夏枯草、莪术、赤芍具有消炎抗癌作用。综观全方有益气活血,理气化瘀,软坚消癥之功能。用之能使瘀血化,气机调,则乳核消。

黄芪消癥丸具有软坚散结,清热解毒,益气活血之功效,用于治疗乳癖 100 例中痊愈(彩色超声波检查提示乳腺增生消失,临床症状消失或基本消失）76 例，有效（临床症状明显改善，彩色超声波检查提示乳腺依然轻度增生）15 例，无效（彩色超声波检查提示乳腺增生依然，临床症状改善不明显）9 例，总有效率为 91%。治疗时间最短 1 个疗程，最长 4 个疗程。

## 【常用方药】

黄芪消癖丸组成：黄芪、丹参、半枝莲、益母草、夏枯草、黄药子、生牡蛎、三棱、莪术、赤芍、元胡、炒蒲黄、香附、山楂各等份。

上药研成细末，炼蜜为丸，烘干密封备用。

服法：每次 10g，每日 3 次口服，30 天为 1 个疗程。经量偏多者经期停服。

## 【验案赏析】

赵某，32 岁，于 2000 年 10 月 15 日就诊。自扪双侧乳房有多个颗粒样集结，小者如绿豆，大者如黄豆，时时胀痛，月经将行之际胀痛更甚，已历半年之久。彩色超声波检查提示为"双侧乳腺增生"。予黄芪消癖丸 3000g，每次 10g，每日 3 次，连续服用。并嘱症状缓解也不要停药。4 个月后复诊，临床症状完全消失，彩色超声波提示双侧乳腺未见异常。

【按语】黄芪消癖丸系福建省泉州市中医院钟秀美主任医师自创，具有软坚散结，清热解毒，益气活血之功效，治疗乳癖非常适宜。

# 从肝脾……治疗乳癖

侯水泉医师（江西吉水县中医院，邮编：331600）常以疏肝解郁散结、健脾化痰软坚之法论治乳癖，收到满意疗效。

## 【绝技妙法】

乳癖之病机为肝郁气滞、脾湿痰凝、痰气结聚于乳络所致。所以临床上谨守乳癖之病机，从肝脾论治，郁者疏之，结者散之，坚者削之，施以疏肝解郁散结、健脾化痰软坚之法，使肝气舒畅条达，脾土健运，治病求本。

## 【常用方药】

基本方组成：牡蛎 25g，橘核 20g，白术、茯苓、白芍、郁金各 15g，当归 12g，法夏 10g，柴胡 6g。

方中以柴胡、郁金、橘核、青皮疏肝解郁散结，当归、白芍养肝柔肝，以使疏肝而不伐肝，白术、茯苓、法夏健脾化痰，牡蛎软坚。诸药共奏疏肝解郁散结、健脾化痰软坚之功。如痛甚于胀的，加玄胡、王不留行；胀甚于痛的，加佛手、路路通；痰湿重的，加苍术、白芥子；挟痰热的，加浙贝、夏枯草、蒲公英，去法夏；肿块坚硬，加山甲、山楂；脾虚，加党参、黄芪；肾虚寒凝，加鹿角霜、肉桂；气血两虚，加黄芪、熟地黄；痛连胁肋，加丹参、川楝子；月经前，加益母草。

每月月经来潮前服中药汤剂 5 ~ 6 剂，月经干净后 10 天左右服 4 ~ 5 剂，连续服 3 个月为 1 个疗效。总有效率为 91.67%。

## 【验案赏析】

某女，32 岁。自诉近数月来两侧乳房胀痛不适，痛起初在乳房外侧下方只扪到一蚕豆大肿块，现已扩大到鸡蛋大，扪之则痛甚，月经前肿块增大变硬疼痛更甚，月经后肿块缩小变软、疼痛减轻，月经前数天开始至月经期常易发脾气，心烦，睡眠欠佳。现正值月经期，上症又复发，故前来就诊。查双侧乳房胀大，两乳房外侧下方可扪到肿块，左侧为 5.5cm×6.8cm，右侧约 4cm×6cm，质较硬，表面光滑，边缘不清，皮色不变，无热感，推之肿块可推移，乳房触痛明显，肿块触痛更甚，苔薄黄，脉弦滑。笔者依据症脉，辨证为肝郁痰热之乳癖。治以基本方加减化裁，经治 3 个月，块消痛除，经期诸症消除而病告痊愈。随访 1 年未见复发。

【按语】从肝脾治疗乳癖，同时须结合了解肿块的性质、疼痛的特点、病情的虚实、体质的强弱，灵活运用攻补消散诸法，调补元气，扶正除积，随证加减。

## 自拟消癖安乳汤······治疗乳腺增生

黄紫堂等医师 ( 成都市新都区斑竹园镇竹友卫生院，邮编：610506) 自拟消癖安乳汤治疗乳腺增生病，取得满意疗效。

## 【绝技妙法】

乳腺增生主要由于内分泌激素失调所致。祖国医学认为，肝肾两经与乳房关系最为密切，其次是冲任两脉。肝郁气滞、情志内伤在乳癖的发病过程中起着重要作用。平素情志抑郁，气滞不舒，气血周流失度，蕴结于乳房胃络，乳络经脉阻塞不通，不通则痛而引起乳房疼痛；肝气横逆犯胃，脾失健运，痰浊内生，气滞血瘀挟痰结聚为核，留聚乳中，故乳中结核。肝肾不足，冲任失调，也是引起乳癖的重要原因。肾为五脏之本，肾气生化天癸，天癸激发冲任，冲任下起胞宫，上连乳房，冲任之气血，上行为乳，下行为经。若肾气不足，冲任失调，气血凝滞，积瘀聚于乳房、胞宫，或乳房疼痛而结块，或月事紊乱失调。

综上所述，法当辨证施治。肝郁气滞、痰瘀血结者，治宜疏肝理气、活血散结；脾肾阳虚、冲任失调者，治当温补脾肾、调摄冲任。笔者经 10 多年的临床实践，自拟消癖安乳汤为基本方，随症加减治疗乳腺增生病。

自拟消癖安乳汤治疗乳腺增生总有效率为 97.91%。所治 96 例患者，疗程最长 55 天、最短 14 天，平均疗程为 23 天；服药量最多31 剂，最少 9 剂，平均 24 剂。

该病患者在治疗过程中应注意：①饮食调养：可进食具有疏肝解郁、软坚化痰的食物，如蛤蚌、海蜇、海带、牡蛎、紫菜等，忌辛辣刺激及各种发物；②调理情志：解除精神负担，消除疑虑，保持心情舒畅，生活乐观；③积极与医生配合，治疗、调养遵循医嘱，切勿心急乱投医；④定期复查，以防恶变。

## 【常用方药】

消癖安乳汤组成：蒲公英、牡蛎、夏枯草各 20g，柴胡、郁金、青皮、白芍、香附各 15g，浙贝、王不留行、路路通、全瓜蒌、丝瓜络、桃仁、红花、甘草各 10g。

加减：乳房胀痛明显加制乳没、延胡索、川楝子；病程较长、肿块质地偏硬者加三棱、莪术；伴有乳头溢液者加丹皮、栀子、仙鹤草；就诊时正当经期前胀痛明显，或有痛经、闭经者加五灵脂、蒲黄、川芎；就诊时正当月经后期头晕舌淡，肝气虚者加熟地黄、鸡血藤；肿块明显疼痛加乳香、没药、延胡索；乳头灼热或痒痛加丹皮、栀子；结块质地较硬去甘草，加昆布、海藻；增强活血化瘀作用加乳没；增强软坚作用加海藻、蛤粉；肿块久治不消者加甲珠；冲任不调加鹿角胶、淫羊藿、仙茅；腰腿软弱属气阴两虚者加党参、首乌、山茱萸、枸杞子、黄芪、淫羊藿、茯苓;血虚者加鸡血藤、阿胶;肾衰者加菟丝子、女贞子、墨旱莲、熟地黄;气血两虚加熟地黄、黄芪、党参。

服法:每2日1剂,水煎,早晚分服。

方中柴胡、香附疏肝理气,郁金、青皮活血止痛、行气解郁,白芍养血敛阴、柔肝止痛,牡蛎软坚散结,蒲公英、夏枯草、瓜蒌清热解毒、消肿散结,王不留行、路路通活血、通经止痛,红花、桃仁、丝瓜络活血祛瘀、通经止痛,甘草缓急止痛、调和诸药,诸药合用共奏疏肝理气、清热解毒、活血化瘀、消肿止痛、软坚散结之功效。

## 【验案赏析】

庞某,女,31岁,已婚,农民,2000年6月来院求治。其丈夫介绍:患者素来性情孤僻,性格内向,言少易怒,稍不顺心即情绪低落、烦躁不安。近两年来,出现两乳胀痛,同时可触及双乳中有大小结块,按之可动,皮色如常,每至月经前加重,月经后减轻;心情烦怒时加重,心情舒畅时减轻。经中西医治疗虽有好转,但治后屡有发作,近日乳房疼痛加剧,故特来院求治。查:舌红苔薄,脉弦数;两乳房有结块,触之痛甚,质软,形态不一,右轻左重;B超检查提示双侧乳腺囊性增生。证属肝郁气滞,血瘀络阻。治拟疏肝解郁,活血化滞。方用消癖安乳汤加乳香、没药、延胡索各12g,枳壳、橘叶各10g,每日1剂,连服6剂。二诊:乳房胀痛减轻,惟疲乏无力、精神不振。原方去桃仁、红花,加熟地、党参、黄芪各12g,再服5剂而痊愈。随访1年未见复发。

## 自制乳癖贴……治疗乳腺增生

曹群宗医师（河南省南阳市仲景堂，邮编：47300）运用乳癖贴治疗乳腺增生，疗效满意。

### 【绝技妙法】

乳腺增生在祖国医学中属于"乳癖"、"乳痞"等范畴。多由情志内伤、肝郁气滞、痰气互结而成；或因肝肾不足，冲任失调，气滞痰凝所致，运用"乳癖贴"穴位外贴可起到活血祛瘀、消痞散结、软坚消滞、行气止痛的作用，屡获良效。正如清代著名外治大师吴师机所说："外治之法亦内治之法，外治之理亦内治之理。"

乳癖贴制作方法：红花 15g，川芎 30g，乳香 20g，没药 20g，生南星 30g，生半夏 30g，穿山甲 20g，生大黄 20g，三棱 30g，阿魏 20g，冰片 15g，血竭 15g，松香 250g，广丹 500g，芝麻油 2kg 熬制而成。以上诸药清洗晾干，用芝麻油将上药混合，浸泡 7 天后，文火煎熬，待诸药渣发褐色时，留液弃渣，继续煎熬，等药液滴水中不散头为度，把血竭、阿魏、冰片末与药液充分混合后，将广丹、松香末与药液均匀搅拌，文火煎熬，待滴水中成膏为度，熄火收膏，分切压平。每张 5g，切成直径为 3cm，厚为 0.2cm 的圆形。

贴敷方法：将制成的药贴放在麝香壮骨膏上，贴敷增生局部及相关穴位（屋翳、膻中、神阙），5 天换药 1 次，2 次为 1 疗程。

### 【验案赏析】

朱某，女，27 岁，市某单位职工，2001 年 5 月 24 日来我院就诊。自诉：两乳房肿块已 2 年多，开始较小，后逐渐增大，月经来潮前胀痛更明显，肿块变硬，经净则痛减，肿块亦软，且伴有腹痛，时有胸闷胁痛。检查：两乳房均有包块，鸡蛋大小，边缘清楚，质地坚硬，尚光滑，无结节，与周围组织不粘连，推之可以活动。找准穴位，局部用酒精棉球消毒后，贴敷乳癖贴。贴敷1次后，触及包块明显缩小、变软，仅有枣粒大小，胸闷胁痛基本消失。为了巩固治疗，仅在乳房局部和乳腺反射区贴敷2次后，包块完全消失，随访2年未复发。

【按语】穴位贴敷，药物可通过经脉的传导直达病灶，有药精力宏之效，且无不良反应，对不肯服药之人或服药无效之症，更具有殊途同归，异曲同工之妙。

## 中医辨证⋯⋯治疗乳腺增生病

张青医师（宁夏自治区石嘴山市第二人民医院，邮编：753000）临床采用中医辨证治疗，疗效满意。

## 【绝技妙法】

本病属中医乳癖范畴，中医学认为本病的主要病因是由先天禀赋不足或房劳过度，复因情志不畅，肝气郁结，郁怒伤肝；思虑伤脾，脾失健运，痰湿内生，痰气郁结而成。加之肝肾不足或肝肾阴虚，冲任失调，以致气滞、血瘀，痰浊互结为病，治疗上以疏肝理气，调理冲任，活血化痰，软坚散结为主要原则。

（1）肝郁痰凝型：治拟疏肝化痰，方用逍遥散加减。

药用：柴胡、香附、枳壳、半夏各9g，白芍、当归、路路通、丝瓜络各12g，海藻、昆布各30g。

（2）冲任失调型：治拟调摄冲任，佐以活血化瘀，软坚散结，方用右归饮加减。

药用：淫羊藿、鹿角霜、柴胡、香附各9g，枸杞子、玄参各 12g，当归、白芍、丹参各 15g，海藻、昆布各 30g。

（3）如有肝肾阴虚，虚火上炎，可用六味地黄丸加味。

服法：每日 1 剂，水煎分早、晚 2 次服，20 天为 1 疗程，每次月经干净后 3 天服用到下次月经前停用。连服 1 ~ 3 个疗程，服药期间嘱患者心情舒畅，避免精神刺激及过度劳累，忌服辛辣油腻及刺激之品。现代医学研究发现，乳腺增生病的发生与卵巢功能失调有关，由于黄体功能相对不足而雌激素水平相对过多所致。因此，改善卵巢功能，调节体内雌激素的水平成为治疗本病的一大关键。现代药学研究还发现，柴胡、香附、丹参、路路通，能抑制胶原纤维的合成，并促进乳腺增生内的肿块及纤维的吸收。海藻、昆布含有大量碘，还有助于刺激促黄体生成素的分泌，改善黄体功能，从而调整了孕激素的比例，并能促进病理产物和炎性渗出物的吸收；淫羊藿、鹿角霜能调节和纠正雌二醇和黄体酮比例的失调，使体内雄性激素水平相对升高，从而对乳腺增生病的治疗产生积极的作用。

## 中药配合理疗……治疗乳腺囊性增生病

张耀如医师（山西孝义市妇幼保健院，邮编：032300）根据中医辨证用药原则，配合光电离子治疗仪治疗乳腺囊性增生病，取得满意疗效。

## 【绝技妙法】

中医学认为，该病的发生与肝、肾、冲任密切相关。由于先天不足或后天劳伤等因素，使肝肾受损、冲任气血不调而生乳癖，亦可因情志郁滞，脾失健运，聚湿生痰，结于乳间而致病。中药辨证分型配合理疗治疗乳腺囊性增生病临床综合疗效明显优于乳癖消合逍遥丸，总有效率为 97.4%

（1）中药治疗

①肝郁脾虚型：乳痛随情绪、月经周期波动，肿块呈大片状增厚，质较软，位于单侧或双侧乳房的外上象限，伴胸闷纳差、胸胁胀痛、急躁易怒，舌淡红、苔薄黄或黄腻，脉弦。

处方：柴胡、白术、玄参、浙贝母、丹皮各10g，当归、茯苓、法半夏、瓜蒌各15g，丹参20g，海藻、昆布各12g，香附6g。

②冲任不调型：乳痛及肿块多，不随月经周期改变，肿块多为大小不等的结节或条索状，质较硬，多位于乳房周边。多伴有月经迟发、量少、腰酸怕冷，月经先后不定期等，舌淡、苔少，脉沉细。

处方：鹿角霜、玄参、首乌、当归、赤芍各15g，淫羊藿、巴戟天、川芎、川牛膝各10g，天冬20g，女贞子、墨旱莲各12g。

③痰瘀互结型：肿块多质硬或韧，活动度小，一般为单侧发病，疼痛不随月经周期变化，病程长，多伴有闭经、痛经或子宫肌瘤等，舌质紫暗、舌下络脉瘀紫，脉涩或濡滑。

处方：柴胡、法半夏、陈皮、海藻、昆布、三棱、莪术、白芥子各10g，丹皮12g，茯苓、夏枯草、玄参各15g，天冬20g，生黄芪30g。

随症加减：痛剧加青皮、郁金、元胡，肿块质硬加生牡蛎、夏枯草、山慈姑、炮山甲，气虚痰凝加黄芪、白芥子。

用法：月经周期第7天开始服药，每日1剂，水煎服，连用15～21日。经期停药，3个月为1个疗程。

（2）理疗：采用光电离子治疗仪，在病变局部涂以与内服药相同之药液，治疗头置于涂药部位，输出电流大小及治疗方式依病人耐受程度而定，每次30分钟，每日1次，每个月经周期的经前10天开始治疗，连续10～12日，3个月经周期为1个疗程。

调补冲任法可调节下丘脑－垂体－卵巢轴功能，从而控制性激素水平，疏肝健脾法亦具有调节生殖激素的作用。活血化瘀可扩血管，抗血凝，改善微循环并抑制结缔组织增生。而光电离子治疗仪则一方面集物理与药物治疗于一体，将药液电解后直接导入病灶局部，使药物直达病所，药力专而效捷，加之红外线的局部温热刺激和扩张血管作用，更使局部药物吸收和病理性渗出物吸收消散加快；随着患者全身状况的变化而辨证施治，调整治疗用药。如此，全身辨证治疗与局部治疗相配合，药物治疗与心理疏导有机结合，使得治疗作用迅速且持久，从而提高疗效，减少复发。

## 化瘀疏肝散结汤配合针刺……治疗乳腺增生病

陈建荣等医师（湖北丹江口市第一医院，邮编：442700）采用化瘀疏肝散结汤配合针刺治疗乳腺增生病，获得显著疗效。

### 【绝技妙法】

乳腺增生病患者大都性格内向抑郁或性情急躁易怒，导致肝气郁结，疏泄失常，气机阻滞，肝木横乘脾土，脾失健运则聚湿生痰，如此日久，肝胃气血运行不畅，进而冲任失调，气滞血瘀，痰凝于乳络，遂生乳核、乳痛等证。针对病机，笔者采用化瘀疏肝散结汤，以疏肝理气，活血化瘀，化痰散结为治疗原则。

### 【常用方药】

化瘀疏肝散结汤组成：牡蛎30g，海藻、陈皮、昆布各15g，柴胡、半夏、浙贝母、连翘、僵蚕、香附、夏枯草、玄参、路路通各10g，炮山甲8g。

服法：每日 1 剂，水煎分 2 次口服。

针刺治疗：取穴：尾翳、乳根、膻中、期门。操作：局部常规消毒后，取 28 号不锈钢毫针，进针得气后，均采用泻法，留针 30 分钟，每日 1 次。

上述两种方法均于月经第 15 天开始治疗，连续治疗 1 周。

化瘀疏肝散结汤方中柴胡、香附疏肝解郁；路路通、炮山甲活血化瘀通络；海藻、昆布、浙贝母化痰软坚散结；连翘、玄参、夏枯草清热散结；陈皮理气运脾，燥湿化痰；半夏辛散消痞，化痰散结；牡蛎软坚散结。方中用僵蚕、炮山甲、䗪虫类药物，以加强搜剔通络作用。乳房为肝经所属，胃经所过。同时配合针刺治疗，针刺尾翳、乳根、期门可理气解郁，化痰疏通经络，针刺膻中可调理冲任。肝郁于内，每届经前，阳气偏旺，冲任气盛，肝郁得阳长而发，经前乳房胀痛，故选择经前治疗。

## 【验案赏析】

周某，女，30 岁，已婚，2004 年 3 月 12 日初诊。主诉：双乳房胀痛 6 个月，半年前开始双乳房胀痛，逐渐胸胁胀闷，经前明显，痛不触衣。检查：双侧乳房可触及多个小结节，边界不清，质地较韧，触痛明显。红外线乳腺检查：双侧乳腺增生。舌红，苔薄黄，脉弦。中医辨证属肝郁气滞，痰凝血瘀。治以疏肝理气，活血化瘀，化痰散结。方用化瘀疏肝散结汤口服配合针刺治疗，治疗 3 个月经周期，临床症状、乳房肿块消失。随访 3 个月未复发。

【按语】针药配合，针助药力而达全身，药助针效而收消核散结之功。

## 疏肝通络法……治疗乳腺增生

苗文红医师（陕西省中医医院，邮编：710003）采用自拟方散结消癖汤内服，配合传统中成药小金丸外敷，治疗乳腺增生，获得满意疗效。

### 【绝技妙法】

肝气郁结是本病的主要病机，又因本病随月经周期变化，与肾及冲任直接相关，因而本病的病理机制属于本虚标实，即其标在肝，其本在肾。治则应以疏肝解郁，化瘀通络，调理冲任，软坚散结为主。中医外治是在中医辨证论治理论指导下对人体脏腑、经络、气血进行整体调节，使药物及物理因子直接快捷地作用于病变部位，通过皮肤渗透、粘膜吸收、穴位刺激等产生作用。疏肝理气、通络散结之中药可以促进局部血流，改善细胞代谢，调节内分泌功能；小金丸具有化瘀散结，通络止痛作用。

采用自拟散结消癖汤内服，有疏肝理气，通络散结的功效，配合传统中成药小金丸外敷治疗乳腺增生，总有效率为91.67%。

### 【常用方药】

散结消癖汤组成：土贝母、郁金、白芍、茯苓各15g，柴胡、当归、鹿角霜、炒山甲、白花蛇舌草、甘草各10g。

外敷药：将小金丸研末，与羊毛脂等混匀，备用。

中药汤剂每日1剂，分早、晚温服；外敷药外敷乳腺病变部位，3天换药1次。月经期间停用中药汤剂，治疗2个月经周期。

## 【验案赏析】

黄某，女，38 岁，2002 年 12 月 16 日就诊。主诉：乳房胀痛 2 年，加重 3 个月。患者 2 年前出现双侧乳房胀痛，尤以经前为重，平素月经经期延长，45～50 天一行，量多，有血块，伴有小腹部疼痛。曾在外院行钼靶检查，诊断为乳腺增生。外敷内服中药治疗，症状略有减轻，但遇情绪波动时即加重。3 个月前又因生气自感乳房胀痛加重，严重时不可触衣。患者不愿接受西医手术，今来我院欲行中医治疗。检查：双乳外上象限可触及颗粒状物。B 超检查提示：双乳腺增生。病人伴见呃逆，有时感右胁下隐痛。末次月经 2002 年 12 月 6 日。舌质暗红苔白，脉弦细。中医诊断：乳癖。西医诊断：双乳腺增生。中医辨证属肝郁气滞，经络不通。治以疏肝理气，通络散结。方用散结消癖汤加白术、香附、川楝子各 10g，每日 1 剂；外敷药贴敷，3 天后换药 1 次。1 周后乳房胀痛、呃逆症状明显减轻。效不更法，继用上法治疗，并随症化裁，坚持治疗 3 个月，临床症状消失，月经恢复正常。复查 B 超显示病变消失。

【按语】消癖汤内服，配合传统中成药小金丸外敷，两者共同作用，充分发挥了中医中药的治疗优势，起到癖消结散的作用。内服外敷相互配合，因切中病机，故获良效。

## 火针……治疗乳房纤维瘤

李造坤等医师（河南西峡县人民医院，邮编：474500）采用火针治疗女性乳房纤维瘤，效果较好。

## 【绝技妙法】

乳房纤维瘤属中医乳癖范畴，是乳房良性瘤，发病率仅次于乳腺癌，多发于未婚及中青年妇女，一般在 20～35 岁之间。本病癌变可能性很小，但偶有恶变肉瘤的可能。

《疡科心得集》认为本病的成因主要由于肝气郁结，相火内盛，肝火偏旺，两火相搏，炼液成痰，痰浊与气血凝聚而成。由于痰性胶结，固着不化，故肿块较难消散。

目前中医药内服外敷治疗，收效甚微，一般主张手术切除，但手术后在其他部位又复发者亦不少见。采用火针治疗，运用机械和热力两种刺激相结合，直接刺达病灶基底部，起到活血通络、化坚散结的作用，以达到治愈目的。

治疗方法：针具采用 3～4 号火针，局部常规消毒，左手将肿块捏起，右手持针，用酒精灯火将针头部烧红约 3cm 后，迅速刺入肿块中心部位，然后根据肿块大小，沿周边用火针刺 3～5 针，烧 1 次，刺 1 针。肿块小者浅刺，肿块大者深刺，以刺至病灶基底部位为宜。刺后以手轻轻按揉 2～3 分钟，用消毒敷料敷盖，胶布固定，1 周内禁触水，以防感染。10 天治疗 1 次，3 次为 1 疗程。针后局部皮肤出现微红灼热、轻度肿痛等症状属正常现象，一般 1 周内可消失。

## 【验案赏析】

封某，26 岁，已婚。初诊日期：2002 年 3 月 2 日。主诉：左乳房发现一肿块 1 年余，曾多方治疗无效，肿块日渐增大。查左乳房外上方有一肿块如桂圆大小，肿块外皮色不变，质地坚实，表面光滑，边界清楚，活动度大，肿块与皮肤不粘连。经红外线扫描诊为乳房纤维瘤。采用火针疗法，1 次即见效，1 个疗程后肿块明显缩小，2 个疗程后肿块消失，追访 1 年无复发。

【按语】应用火针治疗乳房纤维瘤，该疗法操作简便，痛苦小，见效快，不留瘢痕，治愈率高，可供同道一试。

## 针灸配合穴位按摩······治疗乳房纤维瘤

赵凌医师（四川成都中医药大学，邮编：610075）临床上用针刺加隔药饼灸，并嘱病人自行穴位按摩，治疗该病，取得明显效果。

## 【绝技妙法】

乳房纤维瘤属于中医"乳癖"的范畴，现代医学认为本病的发生与卵巢功能失调有关，可能是雌激素水平增高所致。中医认为乳房属胃，乳头属肝，女子以肝为先天；《圣济总录》曰："妇人以冲任为本，若失于将理，冲任不和，阳明经热，或为风邪所客，则气壅不散，结聚乳间，或硬或肿，疼痛有核。"可见，情志内伤、肝郁、血瘀痰凝、冲任失调为乳癖的主要病机。

气滞血瘀，治以疏肝理气，活血通络，软坚散结。取穴：百会、气海、颊车（双）、天枢、梁丘、足三里、腹结、痞根、太冲、三阴交、夹脊穴（T7、T9、T11、L2），留针期间用药饼灸神阙穴和阿是穴。

操作：穴位交替使用，补虚泻实，留针30分钟；药饼由银甲片（院内制剂）、醋、蜂蜜、面粉混合而成，先灸神阙穴，当患者自觉温度过高难忍时换至阿是穴继续施灸，反复3壮。施灸完成后，出针，间日取夹脊穴点刺不留针。同时嘱病人睡觉前自行按摩双乳根穴15分钟。1周治疗5次，10次为1个疗程。

梁丘为胃经郄穴，可止痛；足三里为胃经合穴，天枢是胃经一要穴，脾胃为气血生化之源，脾健则气血充盛，冲任脉盛。经前以肝郁气滞血瘀为主，故取肝经之原穴太冲，以行气通络止痛；经后血海空虚，宜重视调补脾肾，使冲任血海充盈，故选脾经之三阴交、腹结和任脉之气海以补肝肾、调冲任。痞根是治疗痞块的经验穴。

颊车配合督脉百会可调情志，有助于减轻病人的疼痛，舒缓急躁的心情，有助于疾病的恢复。乳根为局部取穴，按摩可直接作用于乳房，畅阳明经气而活血，调冲任使乳络通。夹脊穴位于督脉与膀胱经之间，两者相互连络别走，针刺夹脊穴，可一针调两经，起到督脉与背腧穴同样的治疗作用。此外，冲脉、任脉、脾经、胃经、肾经与夹脊穴都有密切的联系，选取相应脏腑所对的夹脊穴可以起到通调脏腑，疏通全身经络的作用。

隔药饼灸除具有一般灸的作用外，又能通过皮肤组织对药物的吸收发挥药理效应，既有全身调节，又有局部治疗作用。药饼中的银甲片具有活血化瘀、软坚散结之效，配合性酸、收敛的醋还有止痛之效。针灸配合穴位按摩治疗本病可标本同治，切中病机，且病人易于接受和配合，所以收效较好。

## 乳核消酒剂……治疗乳房纤维瘤

刘召勇医师（河南夏邑县中医院，邮编：476400）结合民间验方，自制乳核消酒剂治疗乳房纤维瘤，疗效较满意。

### 【常用方药】

乳核消酒剂组成：炮山甲 6～10g，全蝎 3～5g，蜈蚣 1～2 条，大黄 10～15g，麻黄 10g，黄酒 200g。

用法：上药混合装瓶浸泡 6 小时后隔水炖约 30～45 分钟，滤渣取酒浸液 60ml，每日 1 次口服，5 天为 1 个疗程。伴心烦易怒，胸闷短气者加服逍遥丸；伴乳房不适，胸胁牵痛者，见舌质暗红，苔白，脉弦细，上药加半夏、五灵脂适量。乳核由情志不畅，肝气郁结，冲任失调，气血痰瘀互结于乳房胃络所致。治宜行气破瘀，化痰消积。方中炮山甲入肝胃经，行气活血，破瘀消积为主药，大黄酒制专于活血化瘀，全蝎、蜈蚣入肝经，通络散结为辅，更用麻黄辛温，疏通经络为佐，黄酒助诸药发挥作用。

本方药力较猛，过则伤正。应遵"衰其大半而止"之原则，第2、第3剂应根据病情减少诸药用量。孕妇、体弱、月经期患者则忌用。病情好转后应用他药调理，以防复发。以黄酒作溶剂隔水炖服，既保证了药物有效成分的溶出，又避免了过高温度对有效成分的破坏，是本药有效发挥作用的关键。

临床观察病程越长，治疗越困难。特别是肿块较大，病程在8年以上者，1~2个疗程常难奏效。须攻补兼施，多个疗程才可成功。另外，增强病人治愈的信心亦很重要。

## 【验案赏析】

陈某，23岁，女，已婚，产1子。偶然发现左乳部肿块半年。曾在县人民医院病理切片诊为乳房纤维瘤，予乳癖消等药物治疗2个月无效。查左乳上象限肿块大如核桃，时有胸闷太息，舌质淡红，苔白，脉弦。予乳核消酒剂2剂后肿块明显缩小，再减量服2剂，肿块消失。嘱服逍遥丸调理月余。随访1年未复发。

## 乳溢汤……治疗乳腺导管瘤

刘烨等医师（陕西延安大学医学院，邮编：716000）采用自拟乳溢汤口服治疗乳腺导管瘤，总有效率86%。

## 【绝技妙法】

乳腺导管内乳头状瘤的临床特征为乳头溢血和乳晕下单发的肿块，属中医"乳衄"范围。本病是乳房良性上皮性肿瘤，多位于乳头和乳晕下方的乳房中央区，系输乳管、大导管的上皮细胞和间质呈乳头状增生结构，有较高恶变率，约6%～8%。本病好发于30～50岁之经产妇，主要表现为乳头溢液，常为间歇性自发溢液，或挤压、触碰后溢液，溢液为浆液性或血性，乳房一般无明显疼痛，一般有1cm左右条索状包块，30%触不到包块。本病中医认为与忧思过度、肝脾两伤、肝气郁结、气滞血瘀有关。

自拟乳溢汤有活血化瘀、疏肝理气、软坚散结、健脾益气的作用，口服治疗乳腺导管瘤，总有效率86%。

## 【常用方药】

乳溢汤组成：当归、茯苓、白术、山慈姑、郁金、川楝子、鹿角霜各15g，赤芍、瓦楞子、白花蛇舌草各30g，柴胡、生甘草各10g，蜈蚣2条。

加减：乳头溢液为血性者加三七粉3g，生地榆30g，茜草15g；伴有疼痛者加用地龙10g，乌蛇10g；乳头溢液为脓性者加用鱼腥草30g，木通10g。

服法：每日1剂，水煎取汁500ml，分早晚空腹服用，1个月为1疗程，服2个月经周期，3个月统计疗效。

本方主要以活血化瘀、疏肝理气、软坚散结为主。方中当归、赤芍、蜈蚣活血化瘀，柴胡、郁金、川楝子疏肝理气，瓦楞子、山慈姑、白花蛇舌草、鹿角霜软坚散结，茯苓、白术健脾益气。

## 【验案赏析】

案1：薛某，女，31岁，工人，已婚。双乳流淡黄色液体半年，伴双乳房胀痛，经前溢液加重，经后略有减轻，溢液为淡红色，自主流出，浸湿内衣，并伴有烦躁易怒，胸胁胀满。舌淡红、苔薄白，脉弦。触诊：双乳未触及明显包块。X线钼靶造影提示：双乳导管瘤。近红外线扫描提示：双乳外上象限浅灰影。经用乳溢汤治疗，每日

1剂，500ml分早晚温服。3个月后复查：临床症状全部消失。钼靶造影提示：双乳正常。近红外线扫描；双乳透光度均匀。

　　案2：张某，女，44岁，医生，已婚。左乳溢液4月余，伴有隐痛时作，经前为甚。月经量少色黑，经前烦躁易怒，胸胁胀满。舌质暗、有瘀斑、苔薄白，脉弦涩。查：双乳外观正常，未见凹陷，双乳头正常，左乳挤压有淡黄色分泌物，双乳未触及明显包块。X线钼靶造影提示：左乳导管内乳头状瘤。溢液涂片检查提示：大量的白细胞和淋巴细胞。近红外线扫描提示：左乳外上象限处可见片状较浅灰影。诊断：左乳导管乳头状瘤。服用乳溢汤45天后溢液减少，临床症状消失，继服30天后临床症状全部消失。X线钼靶造影：导管内乳头状瘤消失。临床痊愈。1年后随访，无复发。

　　【按语】乳溢汤组方，缘于标本兼治，久用理气活血而不伤正气，切合病机，故对临床较难治愈的导管内乳头状瘤，可达到治愈的目的。

# 十二、更年期综合征

## 调肝益肾汤……治疗更年期综合征

杨耀峰等医师（陕西榆林市中医院，邮编：719000）从肝肾调治更年期综合征，采用自拟调肝益肾汤治疗，总有效率为96%。

## 【绝技妙法】

中医学虽无更年期综合征记载，但根据其临床特点，多归属于郁症、虚劳病等范畴，症状不仅错综复杂，而且影响范围相当广。临床表现往往涉及多个脏器的功能紊乱，但依据我们临床观察以肝肾为主，治宜调肝益肾为主，佐以养心安神之品。

自拟调肝益肾汤治疗更年期综合征，总有效率为96%，有效病例见效时间最短为给药后3天，最长为10天，平均为5天。

自拟调肝益肾汤功效：养血调肝，益肾安神，调和阴阳。

## 【常用方药】

自拟调肝益肾汤组成：百合30g，炒枣仁、茯神各20g，淫羊藿、川芎、五味子各15g，盐知母、醋柴胡、黄芩、僵蚕、仙茅各10g。

加减：若心烦躁甚者加山栀子、淡豆豉；失眠者加生龙牡、合欢皮、夜交藤、琥珀粉；头重闷者加石菖蒲、白蒺藜、炒远志；气虚神疲乏力者加仙鹤草、太子参、生白术；两胁胀痛者加香附、郁金、白蒺藜；双眼干涩者加蒙花、菊花；自汗浮肿者加黄芪、防风、防己；大便干者或数日一行者加瓜蒌、当归、枳实或玉片；口干渴者加玄参、桔梗。

服法：每日 1 剂，10 天为 1 疗程。

自拟调肝益肾汤以百合地黄汤、酸枣仁汤、二仙汤化裁而成。方中：百合、知母、黄芩滋阴清热，使肝体得养，肝体柔润、热清神安、阴阳平衡；二仙则补肾益精，调整阴阳之不足；枣仁、五味子酸甘化阴，以酸补肝肾；川芎行气活血、散瘀止痛；僵蚕则祛风清热、息风解痉、化痰散结、通络止痛；醋柴胡疏肝清热、条达肝气。

## 【验案赏析】

张某，女，52 岁，干部。闭经半年后出现每天约 2 ~ 3 次烘热汗出，面部潮红，情绪改变，易怒，常无原因的焦虑失眠，胸胁胀闷，喜叹气，乏力，纳差，便秘，阵发性心悸，曾患甲亢而行手术切除后上述症状更明显，当地医院给中药（具体不详）及雌激素、镇静剂治疗无效。于 2003 年元月就诊于我科。刻诊，精神萎靡，舌淡、苔薄白，脉细。妇科会诊检查无异常，诊断为更年期综合征。治宜益肾降火，平肝安神，调和阴阳。方用：百合、生龙牡（先煎）各 30g，炒枣仁、茯神、夜交藤各 20g，淫羊藿、白蒺藜各 15g，盐知母、醋柴胡、五味子、僵蚕、仙茅各 10g，川芎、黄芩各 6g，炙草 5g。服 3 剂，复诊时，已能入睡，乏力好转，仍便秘，原方去夜交藤，加玉片 10g，再服 5 剂。3 诊时患者可自行 5 里路来诊室，诸症悉减。纳差，原方去玉片，加生麦芽 15g，上方化裁给予 20 付告愈。半年后随访未复发。

【按语】从肝肾调治入手治疗更年期综合征，疗效颇佳。

## 调和肝脾法⋯⋯治疗女性更年期综合征

赵建明医师（北京军区总医院分院，邮编:100026）采用调和肝脾法治疗女性更年期综合征，与服用更年康治疗对比，疗效显著。

## 【绝技妙法】

中医学认为，更年期是肾气渐衰、冲任二脉亏损、精血不足、天癸将竭的生理变化时期，此时机体的阴阳调衡能力减退，因此，易导致脏腑功能失常。然而，近年来，我们发现，由于生活节奏加快，竞争日益加剧，一些妇女心理承受能力较差，在精神紧张、社会、家庭变故等因素影响下，机体脏腑功能失调，在40岁左右就出现类似的经断前后诸症，如烘热汗出、五心烦热、头晕耳鸣、心烦易怒等症，祖国医学认为五脏与情志密切相关，不但情志太过可影响脏腑功能，而且脏腑功能失调也往往会出现相应情志变化，因此阴液暗耗，肝肾阴虚，肝阳上亢或肝郁脾虚，肝脾不调，可使多数妇女出现类似更年期综合征的表现;另一方面患更年期综合征的妇女多有烦燥易怒、失眠多梦等症，可见情志改变是本病的一大特点。

几年来，赵建明医师运用调和肝脾法治疗，收到满意效果，总有效率93.5%。

## 【常用方药】

调和肝脾法治疗处方:生龙骨30g,白芍、山药、太子参、茯苓、酸枣仁各20g,白术15g,麦冬、丹皮各12g,醋柴胡、生龟甲各10g,生甘草、木香各8g。

服法:水煎服,日2次早晚饭后服用,2周为1疗程。

方中太子参、麦冬益气养阴；白术、茯苓、山药健脾化湿；柴胡、丹皮、木香疏肝解郁化热；龟甲、龙骨、酸枣仁滋阴潜阳宁神。

## 【验案赏析】

李某，女，47 岁，教师。1996 年 5 月 20 日初诊。患者 1 年来经期紊乱，或 3 个月一至，或 4 个月一潮。经量时多时少，经色淡红伴有血块。半年前因家事不遂，精神抑郁，心烦易怒，胸胁满闷，喜太息，失眠健忘，头晕目眩，神疲体倦，食少纳差，大便不调，舌体胖大伴齿痕、舌质淡、苔薄白，脉弦细弱。证属肝脾不调（肝郁脾虚），西医诊断为更年期综合征。治当疏肝解郁，益气养脾。处方：生龙骨 30g，白芍、山药、太子参、茯苓、酸枣仁各 20g，白术 15g，丹皮、麦冬各 12g，醋柴胡、生龟甲各 10g，木香、生甘草各 8g。7 剂，日 1 剂，水煎早晚饭后服。5 月 28 日 2 诊：诉服上方后，眩晕、失眠、胸胁闷痛等症减轻，唯纳差、心烦尚存，效不更方。原方龟甲加至 20g，并加焦三仙各 20g，生薏米 30g，7 剂，日 1 剂，水煎分两次服。6 月 10 日 3 诊：服上药后，复诊时自觉症状均消失，守原方继服 7 剂，以巩固疗效。半年后随访未复发。

【按语】上例诸药配伍，体现了中医学同病异治，治病求本的整体观念和辨证论治的特点，故疗效颇佳。

## 辨证论治妇女更年期综合征

高景丽医师（辽宁开原市中医医院，邮编：112300）以补肾健脾为主，兼疏肝解郁，宁心安神治疗更年期综合征，收效满意。

## 【绝技妙法】

更年期综合征是妇女在 50 岁前后，因肾气衰退，天癸渐竭，阴阳失调，脏腑功能失常所引起的疾病。从更年期不同临床表现来看，可分为肝肾阴虚、心肾不交、脾肾阳虚、肝郁气滞等证型，但临床往往几型并存。纵观综合征的舌脉症表现，高景丽医师认为，其主要病机为肾虚，可兼见脾虚肝郁、肝阴不足、心气阴不足等。治以补肾健脾为主，兼疏肝解郁，宁心安神。现将其辨证论治体会探讨如下：

（1）肝肾阴虚型：是临床最常见证型之一，阴虚为基本病机。《素问·上古天真论篇》指出，女子"七七，任脉虚，太冲脉衰少，天癸竭，地道不通，故形坏而无子也"。天癸是形之物质，属阴，来源于肾。肾阴虚不能涵养肝木，则肝阴亦不足，肝肾阴虚，阳亢于上，可出现头晕，耳鸣，烦躁易怒，烘热汗出；冲任脉虚，则月经紊乱量少，淋漓不断，腰膝酸软；阴精不足，失之濡养，出现健忘，眼干涩，五心烦热，口干，便结，尿短赤。其根本病机在于肝肾阴虚。

（2）心肾不交型：其根本在于肾阴虚，肾水不足，不能上滋心阴，心阳独亢，即出现心悸耳鸣，彻夜不眠，多梦，头面阵发性潮红，汗出，心烦躁急，兼见肾精不足之腰膝酸软，精神不集中，记忆力减退，舌红苔少，脉细数。

（3）脾肾阳虚型：肾气虚衰进一步发展，即出现脾肾阳虚。肾阳虚衰不能温煦脾阳，脾失健运，可出现恶寒，纳呆便溏，面浮足肿，倦怠无力；冲任虚寒，则月经量少，色淡质稀，经期后延，带下清稀如水；肾虚失固，则夜尿多，脾肾阳虚，则舌淡而胖嫩，苔白润，脉沉缓无力。

（4）肝郁气滞型：临床常表现为兼证型，其根本在于肝。更年期综合征与精神情绪有密切关系。肝主谋虑疏泄，《素问·灵兰秘典论篇》曰:"肝者,将军之官,谋虑出焉"。更年期之妇女肾气虚衰,肝阴不足,稍加谋虑或情志抑郁,则肝气郁结,气机不畅。其主症为胸胁少腹疼痛,抑郁太息,嗳气呃逆或头痛眩晕,口苦躁怒,或经血夹紫块,脉弦或弦数,往往兼风肝肾阴虚之症。

更年期综合征的基本治则为补肾健脾,兼疏肝解郁,宁心安神。补肾尤以滋补肾阴为主,脾为后天之本生化之源,中焦健则生化无穷,故健脾亦为重要。

## 【常用方药】

基本方:益经汤加淫羊藿、熟地、白术、女贞子、枸杞子、当归、杜仲、仙茅、知母、黄柏、夜交藤、柴胡、茯苓。

加减:阴虚阳亢之甚动肝风,则加牡蛎35g,龟甲15g,钩藤10g;月经淋漓不断则加阿胶15g,丹皮10g;心肾不交之症明显则加百合15g,珍珠母30g;白带清稀则多加鹿角霜15g。

益经汤中重用熟地、白术大补先后天之本脾肾;配以女贞子、枸杞子、淫羊藿滋补肝肾;杜仲、仙茅温肾,补肝肾;当归补血活血,防滋补之滞;茯苓健脾;知母、黄柏滋阴润燥;柴胡疏肝解郁;夜交藤养心安神。

服法:每日1剂,连服至症状消失。

## 更年汤⋯⋯治疗更年期综合征

刘竹凤医师(宁夏大学校医院,邮编:750021)采用自拟更年汤治疗更年期综合征,取得较好疗效。

## 【绝技妙法】

更年期综合征属于中医学"经断前后诸症"的范畴,女子七七之年，肾气渐衰，天癸将竭，冲任二脉虚衰，月经渐少而绝经；肾经亏虚，肾水不能上济心火，阴阳二气失于平衡，而见潮热、面红、自汗、盗汗心烦、失眠；肾阴不足，肝失涵养，肝火上逆则急躁易怒，潮热阵作。中医认为更年期综合征阴虚火旺证型偏多。

自拟更年汤功效：阴阳共补，养血调经，疏肝解郁，益气止汗，滋阴除烦。

## 【常用方药】

自拟更年汤组成：生地黄30g，紫河车25g，当归、淫羊藿、肉苁蓉、女贞子、续断、浮小麦各20g，龙齿、墨旱莲、酸枣仁、夜交藤各15g，枸杞子、山药、山茱萸、牡丹皮、茯苓、泽泻、栀子、柴胡、香附各10g。

自拟更年汤治疗更年期综合征，总有效率96%。

煎服法：将上药装入瓦罐内清水泡60分钟，水量以高出药面为度，煎煮2次，每日1剂，早、晚分2次服，1个月为1个疗程，连服3个月观察疗效。

此方以六味地黄汤加味组成，方中用六味地黄汤滋阴补肾，强体增精，改善机体、神经内分泌功能，延缓衰老；加用紫河车、淫羊藿、肉苁蓉补肾壮阳，以鼓动肾气。现代药理学研究认为，淫羊藿等具有性激素样功能，对兴奋性腺、促进卵巢的分泌功能、改善卵巢早衰和升高雌激素水平有一定作用；女贞子、续断补肾益精，提高性欲，改善阴道干涩状态；当归养血调经；香附活血调经，促使正常行经；浮小麦益气止汗，改善汗出；柴胡疏肝解郁，清除抑郁并稳定情绪；酸枣仁、夜交藤养心神，改善睡眠；栀子清热除烦。本方重在补肾，调整肾、天癸、冲任的生理功能，旨在改善卵巢功能，预防骨质疏松，增强自由基代谢的能力，从而延缓中老年妇女的衰老，对改善和控制更年期综合征有良好的作用。

## 【验案赏析】

张某,女,48岁。2000年5月16日初诊。近1年来月经周期紊乱,或间隔3～4个月来潮,或1月2潮,头晕阵作,面部潮热随即出汗,1天10余次,少寐甚则失眠,心烦易怒,抑郁,性欲低下,舌红少苔,脉细弦。曾服更年康效不显,辨证属肾阴虚型及阴阳两虚型。治拟更年汤,方药组成:生地黄30g,紫河车25g,当归、淫羊藿、肉苁蓉、女贞子、续断、浮小麦各20g,龙齿、墨旱莲、酸枣仁、夜交藤各15g,枸杞子、山药、山茱萸、牡丹皮、茯苓、泽泻、栀子、柴胡、香附各10g。6剂后症状减轻,再服12剂症状消失。随访1年未复发。

## 十味甘麦大枣汤⋯⋯治疗更年期综合征

王淑芳医师(陕西甘泉县医院,邮编:716100)采用自拟十味甘麦大枣汤治疗更年期综合征,总有效率97%。

## 【绝技妙法】

本病症状繁多,分型复杂,兼证不少,既然肾虚是本病发生的根本,阴虚是最基本的证型,除素体阳虚因素外,纯阳虚证在本病中较少见,常是阴虚发展而致阴阳两虚,偏于阳虚为主的证候。

十味甘麦大枣汤以甘平补肾,养阴补血,宁心安神为主,治疗更年期综合征,总有效率97%。

## 【常用方药】

自拟十味甘麦大枣汤组成:小麦、枣仁、五味子、龙骨、牡蛎、桑椹各18g,山药、补骨脂各12g,大枣10枚,甘草

6g。

随症加减：阴虚火旺，心肾不交，出现烦躁不安，失眠多梦，哭笑无常者，加龙齿 10g，夜交藤 30g，朱砂 6g，以滋肾宁心安神；烘热汗出，烦躁易怒加地骨皮 15g，知母 10g，黄柏 9g，以滋阴降火；肝肾阴虚，眩晕头痛头胀，可加天麻 10g，钩藤 20g，珍珠母 12g 以平肝潜阳；肝气郁滞，胁痛明显者加元胡，川楝子各 10g 以疏肝理气；肾阳虚，腰膝冷痛，形寒肢厥者加菟丝子、威灵仙，巴戟天各 15g，鹿茸 6g；肾虚累及于脾，脾阳不振，出现纳呆腹胀，大便溏者加白术 10g，黄芪 18g，干姜 9g 以健脾暖土；阴阳两虚，加仙茅 10g，淫羊藿、鹿角胶各 15g，以补肾扶阳；肾虚冲任不固，经行量过多或崩中漏下者加女贞子、墨旱莲各 15g，阿胶 12g，以滋肾补血。

方中小麦，枣仁养阴宁神；山药、大枣健脾以固后天之本；五味子、龙骨、牡蛎敛阴潜阳；补骨脂、桑椹、甘草补益肾气。

## 【验案赏析】

付某，女，50 岁，干部。2003 年 3 月 15 日初诊。半年来月经周期正常，经量偏多，时感眩晕耳鸣，颜面烘热，心烦易怒，不能自制，夜间睡眠差，咽干脘闷，大便秘结。西医诊断为"更年期综合征"服药效果不佳，随到中医科治疗。观其面色潮红，情绪激动，舌质淡红、舌苔微黄少津，脉沉细而弦。诊断为绝经前后诸症，属肝肾阴虚，水火共济失调，治拟滋阴降火，交通心肾。处方：夜交藤 30g，小麦、炒枣仁、龙骨各 20g，牡蛎、桑椹各 15g，山药、女贞子各 12g，补骨脂、五味子、生甘草各 10g，盐炒黄柏 9g，黑枣 8 枚。6 剂水煎服。3 月 22 日 2 诊：药后烘热、心烦明显减轻，睡眠基本正常，眩晕好转，但脘闷不减，舌脉同前，继用原方加淡竹茹 10g，陈皮 9g 以理气和胃，6 剂水煎服。3 月 29 日 3 诊：烘热心烦失眠多日未作，脘闷除，舌淡红、苔薄白渐润，昨日经潮，经量适中，觉少腹微痛，继上方法加淡竹茹，益母草各12g，红糖2勺，5剂，并嘱其药后以小麦、大枣等量，用甘草水煮如泥状存罐。每日服用适量，连服1个月。半年随访，未复发。

## 养血滋阴法······治疗更年期综合征

韩凤云医师（天津市北辰医院，邮编：300400）多年来采用养血滋阴法治疗更年期综合征，疗效显著。

## 【绝技妙法】

现代医学对本病的研究认为，由于绝经期妇女卵巢功能衰退，卵泡分泌雌性激素和孕激素减少，对下丘脑—垂体的负反馈作用减弱，出现下丘脑与垂体功能亢进，血浆中黄体生成素释放激素和卵泡刺激激素释放因子水平增高。以上病变导致下丘脑和垂体功能失调，如果大脑皮质抑制功能失调，就会出现精神和植物神经系统功能紊乱，而引起一系列症候群。现代医学对此病的治疗，大多采用人工周期、镇静、激素和调节内分泌失调等方法，用于调整激素在低水平上的不平衡，有其局限性，而传统的中医疗法大多依其症状采用舒肝理气之法，该法一般多辛燥，更加重其阴血不足。

中医理论认为，七情所伤，皆可伤肝，对妇女尤为重要，叶天士在《临证指南医案》：女子以肝为先天。所以本病的关键是肝失调节。肝主藏血和主疏泄，可以制约肝阳升腾，使之疏泄条达，肝藏血的功能还可以调节人体全身脏腑部分血量的重新分配，对外周血管血量也起重要调节作用，伴随人体的机能活动，情绪变化，机体各部分器官也发生微妙变化而致此病。

## 【常用方药】

处方组成：浮小麦30g，熟地黄、阿胶（烊化）、龙齿各20g，当归、白芍、枸杞子、麦冬、川楝子各15g，龟甲、炒枣仁各12g（先煎），香附10g，大枣1枚。

服法：水煎，日1剂，分早晚服用，多数患者3～5剂愈，症重者要7～10剂。

该方中熟地黄、阿胶、当归、白芍以补血养血，可填补阴血之虚；枸杞子、麦冬养阴补肾，以补阴水不足；龟甲滋阴潜阳，以制虚火之上升；川楝子、香附理气调经；龙齿、炒枣仁、浮小麦养心安神，益气敛阴。

## 【验案赏析】

患者，49岁，干部。就诊前半年，月经稀少，数月1行，经量不定，月经前5～7天始，性情急燥，易激动，失眠，头疼，精神萎靡不振，皮肤发麻、瘙痒、蚁行感，并自述生殖器萎缩，阴道干涩，无法进行性生活。曾多次在某院就诊，均予以7-甲异炔诺酮、舒乐安定、佳静安定或尼尔雌醇等西药治疗，半年无效，且症状日益加重。余诊之：但见其舌质淡白无华、少苔，脉细数无力，症属阴血不足，肝失所养，当拟养血滋阴，理气安神之剂，以滋补阴水之不足。处方：浮小麦30g，龙齿、熟地黄、阿胶（烊化）各20g，炒枣仁、当归、白芍、麦冬、川楝子各15g，枸杞子、龟甲、香附各12g，大枣10枚，每日1剂，早晚服用，3剂后症状基本消失，原方加服2剂诸症消失，半年后随访无发作。

【按语】上述病例采用养血滋阴法治疗，补血药与理气药和用，补而不滞，理气不伤阴。诸药和用共奏养血滋阴、理气调经、安神之效。

# 十三、黄褐斑

郝广义医师（吉林省脑科医院，邮编：136000）采用飞腾八法针刺配合刺血拔罐及辨证分型针刺治疗黄褐斑，疗效满意。

## 【绝技妙法】

中医学将面部色素沉着统称为"黧黑斑"，认为因肝郁气滞，肾阴亏虚，脾胃虚弱，冲任失调等，致气血失和，经脉不畅，瘀血阻滞，气血不能上荣于面，故面部起黄褐色斑。我们用飞腾八法治疗黄褐斑，是根据不同时辰人体经脉气血周流的变化，按时选取一组八脉交会穴治疗，以协调全身阴阳，调理脏腑经络，益气养血，调节冲任，活血化瘀，疏通经络，使气血得以上荣于面达到治疗的目的。黄褐斑的主要病机为瘀血阻滞，气血不能上荣于面，所以治疗时，配合刺血拔罐及辨证取穴疗法，起到疏通经络，活血去瘀的作用，使脉络气血上承于面，色斑消退。

（1）针刺方法：采用飞腾八法针法的即时开穴为主穴，以内关配公孙，外关配临泣，后溪配申脉，列缺配照海的八脉交会穴配穴法取配穴，以配穴为客穴，每日针1次，5次为1疗程，疗程间休息3～5天，继续下一疗程治疗，同时采用辨证分型针刺治疗。根据患者的现病史、斑色、面色、舌体、舌质、舌苔、脉象等情况把黄褐斑分为五种类型。肝郁气滞，气滞血瘀，针太冲、中封；肾阴亏虚，精血不足，针复溜、阴谷；脾胃虚损，气血亏虚，针足三里、三阴交；心气不足，容颜失养，针神门、膻中；脾虚湿盛，湿阻经络，针阴陵泉、太白。上述类型均采用平补平泻手法。

（2）刺血拔罐方法：取穴大椎、肺俞、膈俞、心俞、肝俞。每次选取一穴，进行皮肤常规消毒后，用三棱针点刺出血或用皮肤针叩刺至皮肤微微发红，再行拔罐。以上穴位交替使用。体壮者每日1次，体弱者2～3天治疗1次，5天为1疗程，疗程间休息3～5天。

治疗80例痊愈（面部黄褐斑全部消退，颜面皮肤光洁润泽）36例，占45.0%；显效（面部黄褐斑基本消退）30例，占37.5%；有效（面部黄褐斑色泽变浅，部分消退）10例，占12.5%；无效（面部黄褐斑经2个疗程治疗无变化）4例，占5.0%。总有效率为95.0%，其中最少治疗2个疗程，最多治疗6个疗程。

## 【验案赏析】

患者，女，39岁，会计，2000年1月8日9时初诊。10年前无明显诱因，面颊及唇周出现淡褐色斑，并逐渐加重，尤以近4年明显。曾自做面部按摩、面膜美容等，口服中成药治疗，疗效不显。刻下症见面色灰黄，布满黄褐色斑，额部、眼周、双侧面颊及唇周颜色呈深褐色，失眠健忘，疲乏无力，右侧头部刺痛，胁肋胀痛，心烦易怒，此次月经提前1周来潮，色暗有血块，大便秘结，舌质暗红，少苔，脉沉弦细涩。诊断为黄褐斑，证属肝气郁结，气滞血瘀。治以疏肝理气，活血化瘀，采用飞腾八法，即时开穴为后溪，配以申脉，再取太冲、三阴交平补平泻，留针20分钟。然后取大椎穴，用三棱针点刺3针后拔火罐，血色呈暗黑色。治疗3次后黄褐斑变浅，面色由灰黄渐显红色。治疗1个疗程后，色斑明显变浅，面色较前红润。治疗2个疗程后，患者大部分色斑消退，尤以额部、眼周围消退明显,但口周色斑变化不大。5个疗程后患者颜面皮肤红润光泽,黄褐斑完全消退而告痊愈,伴随之头痛、失眠症状明显改善,心烦易怒症状消失,月经如期来潮,色红无血块。因患者久病阴虚耗伤,嘱患者口服六味地黄丸调养,并尽量避免夏日强烈日光照射。

## 针刺配合中医辨证⋯⋯治疗黄褐斑

王晓燕等医师(吉林大学第二医院,邮编:130041)利用针刺配合中医辨证相结合治疗黄褐斑,取得了良好的效果。

### 【绝技妙法】

黄褐斑是由于面部组织细胞间的微细循环受瘀阻,细胞溶解死亡,黑素增多形成色素沉着所造成的,脸部的表皮层最薄,毛细血管最丰富,最易形成色素沉着。沉着部位主要在表皮基底层,黑素颗粒明显增多,较为严重者真皮层的噬黑素细胞内也有较多黑素。与正常相比,色素细胞的数目、黑素形成以及黑素颗粒的活性都有不同的增长。在施治的过程中,王晓燕等医师采用局部皮损区浅刺,将配好的中药粉末及药引调配液调匀成糊状,敷于面部,在保湿加热的状态下,使药性慢慢渗入肌理,充分利用中药透皮给药途径。其他穴位辨证施针,使之气至病所,使皮损明显消退,临床症状减轻,调节内分泌,促进血液循环,使黄褐斑得以治疗,减少其复发,达到无损的美容效果。

另外,日光中的紫外线作为一种外源性刺激黑素细胞分裂因素,可以使照射部位的黑素细胞增殖,加重皮肤色素沉着,在治疗中应指导就诊患者不要长时间在阳光下曝晒,外出注意防晒。针刺配合中医辨证用药可以调节人体内分泌,抑制酪氨酸酶活性,阻断黑素的形成,加速黑素的分解,保护皮肤,促进皮损局部血液循环,加速代谢，使黄褐斑得以治疗，效果满意。

体针疗法：取穴：主穴局部皮损区、子宫穴。

气滞血瘀型加合谷、支沟、曲池、血海、蠡沟、三阴交、太冲；

气血不足型加膈俞、肝俞、脾俞、合谷、三阴交、足三里；

肾虚水泛型加肾俞、命门、关元、气海、太溪。

操作：用 32 号 0.5 寸毫针围刺皮损区，浅刺皮下即可，体针用 28 号 1.5～3.0 寸毫针，合谷、支沟、曲池、太冲用泻法，背俞穴、命门、关元、气海、三里、三阴交用补法，子宫穴、血海、蠡沟、太溪平补平泻，留针 30 分钟，1 次／天，20 天为 1 个疗程，连续治疗 3 个疗程。

## 【常用方药】

①气滞血瘀型：柴胡 12g，益母草 18g，白芍 12g，川芎 8g，白花蛇舌草 30g，夏枯草 10g，女贞子 12g，谷精草 12g，墨旱莲 20g，紫草 3g 共研为细末备用。

②气血不足型：丹参 30g，生地黄 20g，川芎 10g，鸡血藤 30g，红花 10g，浮萍 30g，连翘 15g，荆芥穗 10g，生甘草 10g，共研为细末备用。

③虚水泛溢型：泽泻 12g，茯苓 12g，冬瓜仁 30g，花生仁 30g，红花 6g，白附子 3g，细辛 3g，白芷 100g，滑石粉 100g，共研为细末备用。

用法：用时加蜂蜜拌匀，适量敷面 1 次／天，2 小时／次，20 天为一个疗程。除药物敷面和针刺治疗外，外用祛斑霜当归、白芷、丹参、紫草各 30g，经醇提浓缩，制成水包油型霜膏，早晚各一次涂于面部皮损处。疗程结束后行日常皮肤护理，每周一次。

## 自拟消斑汤加减⋯⋯治疗黄褐斑

王大伟等医师（辽宁中医药大学，邮编：110000）应用自拟消斑汤治疗黄褐斑，取得了较满意的疗效。

## 【绝技妙法】

黄褐斑病因病机较为复杂，中医学认为，肝失条达，气机郁结，郁久化火，灼伤阴血，血行不畅，可导致颜面气血失和；脾气虚弱，运化失健，不能化生精微，则气血不能润泽于颜面；肾阳不足，肾精亏虚等病理变化均可导致颜面发生黄褐斑。本病辨证论治以肝、肾、脾三脏为主，可据色斑特点、位置、兼证及舌脉具体辨证立法选药。

消斑汤旨在调节脏腑气血，疏通经络，加速血液循环，增强细胞再生，活血化瘀，促进色素沉着的消退，取得了较满意的疗效，总有效率 91.67%。

## 【常用方药】

消斑汤组成：桃仁 20g，红花 10g，生地黄 20g，赤芍 25g，牡丹皮 15g，当归 20g，山药 20g，山茱萸 20g，茯苓 20g，泽泻 15g，紫草 20g，柴胡 15g，黄芩 15g，白术 20g，甘草 15g。

加减：伴有脘痞不舒，少气懒言，肢软乏力，食少便溏或月经量多等，加党参、白术、川芎各 15g；伴有心烦易怒或郁郁寡欢，胸闷不舒，夜寐不宁，月经不调或经来腹痛，乳房胀痛加川芎、郁金各 15g。

服法：每日 1 剂，水煎服。3 个月为 1 疗程，治疗 2 个疗程，随访半年。

注意事项：嘱防晒，白天外出涂遮光剂，减轻心理负担；减少服用易致色素沉着的药物或其他致病因素的影响。

用内服汤剂治疗黄褐斑需要辨证论治，但不论哪种类型，总离不开活血化瘀这一治疗原则，方剂中的成分具有活血化瘀，消滞祛斑的作用，同时具有抑制酪氨酸酶活性，减少黑色素的合成等。

## 【验案赏析】

曲某，女，31 岁。自诉 2 年来面部出现不规则黄褐色、钱币大小斑片，颜色逐渐加深，遍及额、颊、鼻、口周等，对称性发生，无鳞屑及痒感，经期紊乱，易怒，舌质淡红边有齿痕，苔黄白，脉弦。诊断：面部黄褐斑，证属肝郁所致。治宜疏肝解郁，活血化瘀。用消斑汤加川芎、郁金各 15g，丝瓜络 5g。日 1 剂，水煎服，分早、中、晚 3 次口服。3 个月为 1 疗程。1 疗程后黄褐斑颜色变浅，范围变小，嘱其改用人参归脾丸、逍遥丸口服，治疗 1 个月后面色基本正常。停药 1 年后随访无复发。

**图书在版编目（CIP）数据**

名中医妇科绝技良方/吴大真等主编. —北京：科学技术文献出版社，2008. 12（2020. 8重印）

（名中医绝技良方）

ISBN 978-7-5023-6187-7

Ⅰ.①名… Ⅱ.①吴… Ⅲ.①中医妇科学—验方—汇编

Ⅳ. ① R289.5

中国版本图书馆 CIP 数据核字（2008）第 170946号

---

**名中医妇科绝技良方**

策划编辑：袁其兴　责任编辑：袁其兴　责任校对：梁桂芬　责任出版：张志平

| | |
|---|---|
| 出　版　者 | 科学技术文献出版社 |
| 地　　　址 | 北京市复兴路15号　邮编　100038 |
| 编　务　部 | （010）58882938，58882087（传真） |
| 发　行　部 | （010）58882868，58882870（传真） |
| 邮　购　部 | （010）58882873 |
| 官 方 网 址 | www.stdp.com.cn |
| 发　行　者 | 科学技术文献出版社发行　全国各地新华书店经销 |
| 印　刷　者 | 北京虎彩文化传播有限公司 |
| 版　　　次 | 2008 年 12 月第 1 版　2020 年 8 月第 4 次印刷 |
| 开　　　本 | 650×950　1/16 |
| 字　　　数 | 194千 |
| 印　　　张 | 16.75　彩插2面 |
| 书　　　号 | ISBN 978-7-5023-6187-7 |
| 定　　　价 | 39.00元 |